实用针灸推拿

治疗精要

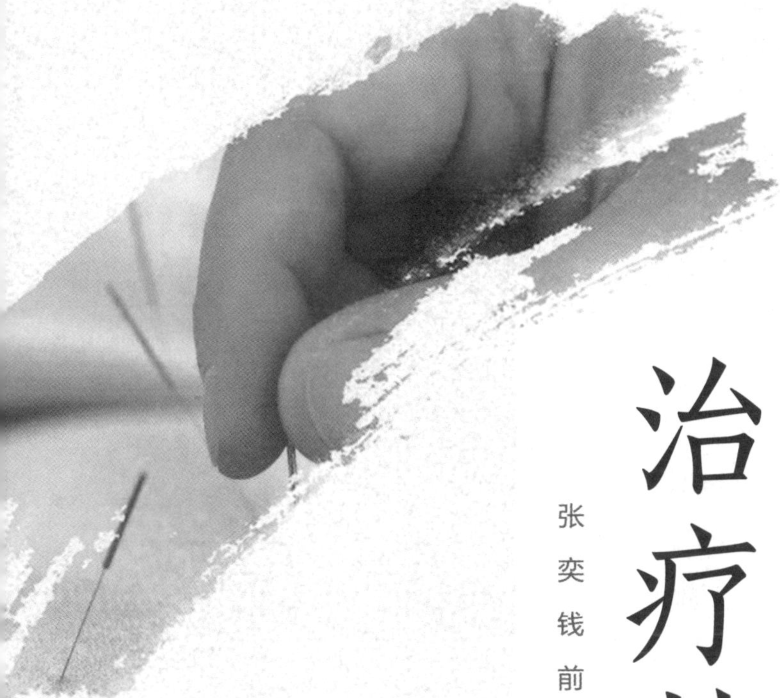

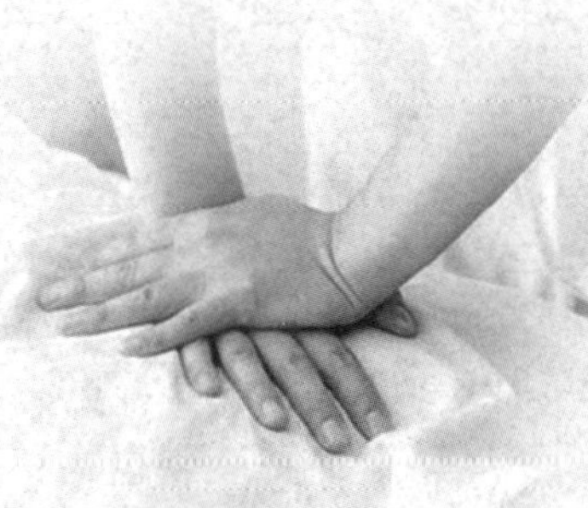

张奕 钱前 张佩 许海涛 胡思彦 穆晓静 主编

上海大学出版社

图书在版编目（CIP）数据

实用针灸推拿治疗精要 / 张奕等主编. -- 上海：上海大学出版社, 2024. 12. -- ISBN 978-7-5671-5183-3

Ⅰ. R24

中国国家版本馆CIP数据核字第2025ZP3983号

责任编辑　王悦生

封面设计　品雅传媒

技术编辑　金　鑫　钱宇坤

实用针灸推拿治疗精要

张　奕　钱　前　张　佩　许海涛　胡思彦　穆晓静　主编

上海大学出版社出版发行

（上海市上大路99号　邮政编码200444）

（https://www.shupress.cn　发行热线 021-66135112）

出版人　余　洋

*

山东品雅文化传媒有限公司排版

上海华业装璜印刷厂有限公司印刷　各地新华书店经销

开本 710mm × 1000mm　1/16　印张 10.5　字数 191 千

2024年12月第1版　2025年4月第1次印刷

ISBN 978-7-5671-5183-3/R·100　定价：98.00 元

编　委　会

主　编　张　奕　山东青岛中西医结合医院

钱　前　山东中医药大学第二附属医院

张　佩　德州市中医院

许海涛　德州市中医院

胡思彦　南昌市洪都中医院

（江西中医药大学附属洪都中医院）

穆晓静　呼和浩特市第一医院

副主编　李　翔　郑州市骨科医院

张　元　抚州医学院

李佰洲　四川宝石花医院

屈园园　石河子大学第一附属医院

李　慧　中南大学湘雅二医院桂林医院

冯立峰　青岛市黄岛区长江路街道社区卫生服务中心

高　慧　海南省第二人民医院

陈　映　海南西部中心医院

何海艳　十堰市茅箭区人民医院

曾广欢　广东省中医院海南医院（海南省中医院）

编　委　刘　彬　盐城市第一人民医院

前　言

针灸学是以中医理论为指导、运用针刺和艾灸防治疾病的一门临床学科。其内容包括经络、腧穴、刺灸方法及临床应用等部分。针灸具有适应证广、疗效显著、操作简便、经济安全等优点，数千年来深受广大人民的欢迎，为中华民族的繁衍昌盛作出了巨大贡献。

本书首先介绍了针灸技术总论、针灸治疗原则、临床常用针法、临床常用灸法及腧穴特种疗法等基础理论，然后详细阐述了临床常见疾病的诊断、辨证、针灸治疗等内容，针对常见疾病的推拿也作了简单的阐述。在编写过程中，我们参阅了大量相关书籍及文献，反复进行论证，力求做到有理有据、准确实用，与临床紧密结合，兼具实用性与操作性，可供各基层医院的住院医生、主治医生及医学院本科生、研究生参考阅读。

在编写过程中，虽力求做到写作方式和文笔风格的一致，但由于作者较多，再加上当今医学发展快速，疏漏之处在所难免，期望读者见谅，并予以批评指正，也欢迎各位医生在使用本书的过程中不断提出意见和建议，以供今后修订时参考。

编　者

2024 年 10 月

目　录

第一章

针灸技术总论

第一节　针具的起源与发展

一、砭石是最早的针具

砭石是古代的一种石器，是最早的针刺工具。《说文解字》说："砭，以石刺病也。"这句话的意思是经过磨制而成的"砭石"，可以用来刺激人体的一定部位治疗疾病。古代有关砭石的记载很多，《山海经》曰："高氏之山，其上多玉，其下多箴石。"晋·郭璞注："可以为砥（砭）针，治痈肿者。"《素问·异法方宜论》："东方之域，……其病皆为痈疡，其治宜砭石。"唐·王冰注："砭石，谓以石为针也。"这些记载说明"砭石"已作为刺痈肿、排脓、放血的针灸治疗工具。

砭石的考古实物方面，1963 年在内蒙古自治区多伦县头道洼新石器时代遗址出土了一根磨制的石针，长 4.5 cm，一端有锋，呈四棱锥形。经考古与医史专家鉴定，这枚石针出于距今 4 000 年至 1 万年前的新石器时代，认为它是针刺的原始工具——砭石。山东省微山县两城山出土的东汉画像石有 4 块刻有半人半鸟的神物，手握一针形器物，刺向患者肢体。根据出土文物和文献的记载证实，"砭石者，亦从东方来"（《素问·异法方宜论》），砭石发明于我国东部的山东一带，后来逐渐推广到各地。

古代的针具除砭石之外，还有骨针、竹针、陶针等。据考，大约在山顶洞人文化时期，已能制造比较精细的骨针，在距今几千年前的新石器时代遗址中，发现有不少各种各样的骨针，这些骨针也很可能被用来作为医疗工具。此外，从古代“箴”字的字形可以推断当时可能有竹制针具存在。仰韶文化时期，黄河流域发展了彩陶文化，随之出现了陶针。

二、金属针的出现是针具发展的重要阶段

夏、商、周时期随着冶金术的发明和发展，为针具的改进和提高提供了物质条件，出现了青铜针等金属针具。金属针的问世使针具的发展进入了一个崭新的阶段。《内经》中记述的“九针”就是萌芽于这个时期。《帝王世纪》中就有关于“伏羲制九针”的记载，“九针者，亦从南方来”（《素问·异法方宜论》）是指我国南方地区多从事金属针具的制造，这是证明当时有各种针具存在的史实。春秋时代冶炼术又有了进一步的发展和提高，出现了铁器，随之出现铁针，后又逐渐出现金针、银针，自战国到秦汉，砭石才逐渐被九针取代。针具由砭石到九针，标志着针具的形成。

从砭石到九针，经历了一个比较漫长的历史时期，从出土的文物中可以得到证实。2005 年陕西汉中城固宝山遗址出土商朝时期的铜针，四棱体针身和尾端的精心装饰，则显示出别致的设计构思与考究的制作技艺，同时该针也是迄今所见我国古代最早的青铜针实例。1968 年在河北满城西汉刘胜墓中发掘出医用金针 4 枚，银针 5 枚。金针长 6.5~6.9 cm，经专家鉴定：1 枚是锋针，2 枚是古毫针，1 枚是古圆利针。

三、九针

九针是古代九种针具的统称。《灵枢·九针十二原》载：“九针之名，各不同形。一曰镵针，长一寸六分；二曰员针，长一寸六分；三曰鍉针，长三寸半；四曰锋针，长一寸六分。五曰铍针，长四寸，广二寸半。六曰员利针，长一寸六分。七曰毫针，长三寸六分；八曰长针，长七寸；九曰大针，长四寸。”但《黄帝内经》未绘九针图形，至宋代《济生拔萃》初绘九针图，九针详见图 1-1。

1. 镵针

形状：长一寸六分，形如箭头，头大末锐。

用途：浅刺皮肤，去泻阳气。

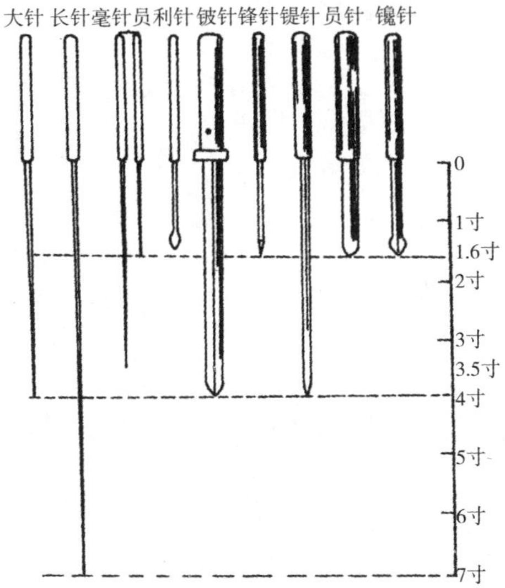

图 1-1　九针图

2. 员针

形状：长一寸六分，针如卵形。

用途：按摩体表分肉之间，不得伤肌肉，以泻分气。

3. 鍉针

形状：长三寸半，锋如黍粟之锐。

用途：按脉勿陷，以致其气。

4. 锋针

形状：长一寸六分，刃三隅。

用途：以发痼疾。

5. 铍针

形状：长四寸，广两寸半，末如剑锋。

用途：以取大脓。

6. 员利针

形状：长一寸六分，大如氂；且员且锐，中身微大，针身反小。

用途：以取暴气。

7. 毫针

形状：长三寸六分，尖如蚊虻喙。

用途：静以徐往，微以久留之而养，以取痛痹。

8. 长针

形状：长七寸；锋利身薄。

用途：以取远痹。

9. 大针

形状：长四寸；尖如梃，其锋微员。

用途：以泻机关之水。

四、不锈钢针具的出现是针具成熟的标志

现代科技高速发展，冶金技术日益提高，出现了由不锈钢制成的针具。由于不锈钢针具具有许多优点，现广泛应用于临床。此外还有金针、银针、磁极针等。从针形状而言有毫针、三棱针、火针、皮肤针、皮内针、芒针、小针刀、锋钩针等，此外还有结合现代科技的电针、电热针、激光针、微波针等。

第二节　针刺技术的起源与发展

一、《内经》《难经》奠定了针刺技术、手法的基础

古代以砭石治病的方法称为“砭刺”，刺法较为简单，只是用于放血、排脓、刺痈肿，随着针具的变革，针刺方法不断发展，《内经》提出了“九刺”“十二刺”“五刺”等；针刺手法上提出了徐疾补泻、捻转补泻、提插补泻、开阖补泻、呼吸补泻、迎随补泻等，主要的成就有以下几个方面。

1. 系统描述针刺整个过程　《内经》将针刺过程的基本方法概括为进针、提插、捻转、针刺深浅、留针与出针等内容。

2. 提出针刺有效的标准　《内经》强调“气至而有效”，并提出了“候气”“守气”“调气”等方法促使“气至”。

3. 提出针下辨气的方法　“邪气来也紧而疾，谷气来也徐而和”。

4. 强调治神　《内经》多篇论述了治神，主张根据患者形神、脉色变化来治神、守神、调神、养神。

5. 介绍不同的刺法 《灵枢》官针篇、五乱篇提出了“以应九变”的“九刺”，以应十二经的“十二刺”，以应五脏的“五刺”，以及“徐入徐出”的“导气”法等。

6. 提出基本的补泻手法 《内经》提出了“徐疾补泻”“呼吸补泻”“捻转补泻”“迎随补泻”“开阖补泻”“提插补泻”“平补平泻”等，奠定了针刺补泻的基础。

《难经》在《内经》的基础上强调双手配合行针，《难经·七十八难》提出，“当刺之时，先以左手压按所针荥俞之处，弹而努之，爪而下之”，“顺针向刺之”。主张左手辅助、按压、爪切，右手持针、进针、行针。双手配合行针，可以减轻进针之痛苦，促进行气，提高疗效。

在补泻手法方面：《难经》阐述了迎随补泻、营卫补泻、提插补泻、子母补泻等多种补泻方法。如提插补泻“得气，因推而内之，是谓补；动而伸之，是谓泻”，即进针得气后，将针由浅入深推进下插，引卫分阳气深入以纳之，为补法；将针由深出浅，动而上提，引营分阴气浅出而散之，为泻法。《难经》所论的提插补泻，成为明代复式补泻手法的发展基础。

二、金、元时期是针刺技术、手法发展的重要阶段

晋到宋代针刺技术基本上是阐述《内经》《难经》之说，金元时期针刺技术得到长足发展，何若愚《流注指微赋》提出了子午流注针法。

金元名医窦汉卿在《针经指南》中大力倡导针法。窦汉卿首次将针刺的基本手法归纳为“动、摇、进、退、搓、盘、弹、捻、循、扪、摄、按、爪、切”14种手法。补泻手法方面，《针经指南·真言补泻手法》中提出了“呼吸补泻”“寒热补泻”“手指补泻”“迎随补泻”“生成数法”等。在《标幽赋》中，他将补泻手法要点概括为“动退空歇，迎夺右而泻凉；推内进搓，随济左而补暖”。在针灸史上起到承先启后的作用，对明代医家有重要的影响。

三、明代是针刺技术、手法昌盛的重要发展阶段

明初陈会的《神应经》提出了“催气手法”，徐凤的《针灸大全·金针赋》中提出了一整套的复式补泻手法，标志着针刺技术、手法研究达到高潮。其后，

高武的《针灸聚英》，汪机的《针灸问对》记载的针刺技术、手法，都是在《金针赋》的基础上有所发挥撰成。明末杨继洲的《针灸大成》全面总结了明代以前有关针刺技术、手法的精华，提出“十二法”“下手八法”“杨氏补泻”，创造性地提出“刺有大小”，从量学上将补泻手法分为“大补大泻”“平补平泻”，试图从量学上对补泻手法的强弱进行分级与规范。

清代中叶以后，针灸医学渐趋衰落，针具针法亦无明显进展。

四、新中国成立后针刺技术、手法百花齐放

中华人民共和国成立后针灸学术有了很大发展，针灸技术研究从文献考证、临床观察、实验研究均取得长足进展，其中针刺麻醉技术的应用和机制研究受到世界的瞩目，涌现出以头针技术、耳针技术、腹针技术等为代表的微针技术，以电针技术、植线技术、针刀技术、浮针技术等为代表的现代技术，以醒脑开窍技术、靳三针技术、贺氏三通技术等为代表的现代流派技术，出现多种技术并存的繁荣局面。

第三节　灸法的起源与发展

“灸”字最早见于《庄子·盗跖篇》载：“丘所谓无病而自灸也。”可见春秋时期灸法已盛行。“灸”字《说文解字》解释为“灼”，有灼体疗病之意。最初的灸法可能用树枝、柴草作为施灸材料，取火熏、熨、灼、烫以治疗疾病，以后逐渐选用“艾”作为施灸材料，因其气味芳香，性温易燃，火力缓和，成为主要的施灸材料。

1973 年在长沙马王堆汉墓出土的帛书记载经脉灸法 3 篇是最早经脉灸法的记载。《黄帝内经》对古代灸法进行了总结，“北方者，天地所闭藏之域也。其地高陵居，风寒冰冽，其民乐野处而乳食，脏寒生满病，其治宜灸焫。故灸焫者，亦从北方来”（《素问·异法方宜论》）。灸法与针刺互补，《灵枢·官能》篇：“针所不为，灸之所宜。”说明某些不宜针刺的疾病，可以用灸法治疗。

从两晋南北朝一直到唐宋时期，是灸法飞速发展的时期，灸法得到广泛应用，出现隔物灸、非艾灸法，并产生了一批灸法专著，如《曹氏灸方》《黄帝

明堂灸经》《西方子明堂灸经》《备急灸法》《灸膏肓腧穴法》《扁鹊心书》等，同时期“天灸”技术也得到发展。

元、明、清以后，为避免艾灸灼痛之苦，灸法开始向无痛方向改进，改化脓灸为非化脓灸，出现了艾条灸、温针灸等。

现代灸法技术飞速发展，产生了温灸器、电热灸、热敏灸等技术。

第二章

针灸治疗原则

《灵枢·官能》曰："用针之服，必有法则。"针灸治疗原则是根据八纲的理论，结合疾病的病位、病性确定的治疗大法——是用针法，还是用灸法，或是针灸并用；是用补法，还是用泻法，或是补泻兼施。

针刺和艾灸虽同属于外治法，但毕竟是两种不同形式的施治方法。不同的施治方法，对机体产生的作用和效果也就不尽相同。例如，天枢用针刺的方法可以起到活血化瘀的作用，适用于治疗胃腑瘀血、痛经、闭经；用艾灸的方法则能够发挥益气止血的作用，适用于治疗胃肠出血、月经过多、崩漏。再如，关元、肾俞、带脉、三阴交四穴，针刺有清下焦、利湿热的功能，可治疗赤带；艾灸有温下焦、祛寒湿的作用，可治疗白带。

补泻手法不同，治疗效果也不相同。例如，补合谷、泻复溜可以发汗；反之，则可止汗。又如，补照海、泻申脉可治疗失眠；反之，可治疗嗜睡。

第一节　治神守气

《素问·宝命全形论》曰："凡刺之真，必先治神……经气已至，慎守勿失。"旨在言明治神守气是针灸治病的基本原则。

一、治神

所谓治神，一是在针灸施治前后注重调治患者的精神状态；二是在针灸操作过程中，医者应专一其神、意守神气，患者应神情安定、意守感传。可见神贯穿于针灸治病的全过程之中。

《灵枢·官能》曰："用针之要，无忘其神……徐语而安静，手巧而心审谛者，可使行针艾。"《备急千金要方·大医精诚》也说"凡大医治病，必当安神定志"，都提示在施行针灸治疗之前，医者必须把针灸疗法的有关事宜告诉患者，使其对针灸治病有一个全面的了解和正确的认识，以便稳定情绪，消除紧张心理，这对于初诊和精神紧张的患者尤为重要。《素问·举痛论》曰："大惊大恐，必定其气乃刺也。"《制经指南》亦云："凡刺者，使本神朝而后入，即刺之，使本神定而气随；神不朝而勿刺，神已定而可施。"对于个别精神高度紧张、情绪波动较剧，以及大惊、大恐、大悲之人，应暂时避免针刺，以防神气散亡，造成不良后果。而对一些患疑难病症、慢性痼疾或因情志致病者，还应在针灸治疗期间多进行深入细致的沟通，辅以心理治疗，使他们能够充分认识机体状态、精神因素对疾病的影响和作用，鼓励他们树立并坚定战胜疾病的信心，积极配合治疗，加强各方面的功能锻炼，促使疾病好转和身体康复。正如《圣济经》中所云："治病之道，必观其态，必问其情，以察存亡得失之意。其为治也，告之以其败，语之以其善，导之以其所便，开之以其所苦……盖以神受则意诚，意诚则功效倍故也。"

二、守气

针灸治法所言之气主要是指经气。经气即经络之气，也称真气，是经络系统的运动形式及其功能的总称。《灵枢·刺节真邪》曰："用针之类，在于调气。"经气的虚实是脏腑、经络功能盛衰的标志。针灸治病十分注重调节经气的虚实，也就是发挥对脏腑、经络的调节作用。经气在针灸疗法中的体现有得气、气行、气至病所等形式。得气的快慢、气行的长短、气至病所的效应，与患者的体质、对针刺的敏感度，取穴的准确性，针刺的方向、角度、深度、强度及补泻手法等因素密切相关。在众多的因素中，医者的治神守气和患者的意守感传往往对得气、催气、行气和气至病所起着决定性的作用。

《灵枢·九针十二原》曰："粗守形，上守神。"守神也即守气，守气的过程也含有治神的内容，守气必先治神。《医宗金鉴·刺灸心法要诀》曰："凡下针，要病人神气定，息数匀，医者也如之。"可见，治神绝非只是医者治患者之神，医者自身也有一个治神、正神的问题。《素问·诊要经终论》中早有“刺针必肃”之古训，医者在患者面前要庄重、严肃，不可轻浮、失态，对待患者要和蔼亲切、如待贵人，切忌冷漠粗暴、以貌取人。在针灸施术的整个过程中，注意力必须高度集中，取穴应认真、准确，操作应细心、谨慎，不可粗心大意、马虎从事，特别是在行针过程中要专心致志，做到“神在秋毫，属意病者”（《灵枢·九针十二原》），“必一其神，令志在针”（《灵枢·终始》），认真体验针下的感觉，仔细观察患者的神色和表情，耐心询问患者的主观感觉，既察言又观色。如气不至，则可恰当运用切、扪、循、按等行气辅助手法，或巧妙配合语言暗示，以诱发经气的出现。一旦针下气至，就要“密意守气”，做到“经气已至，慎守勿失……如临深渊，手如握虎，神无营于众物”（《素问·宝命全形论》）。对患者而言，针前应安定情绪，消除紧张心理，愉快地接受针灸治疗，能为守气打下良好的基础。在针灸施治过程中，患者也应平心静气、放松肌肉、全神贯注、意守病所。如能在医者进针、行针过程中配合做呼吸运动，其意守感传的效果会更好。西晋陈寿的《三国志·方技传》中记载的名医华佗在为人针灸治病时“下针言‘当引某许，若至，语人’。病者言‘已到’，应便拔针，病亦行瘥”，这里面就蕴含着治神守气的道理。

综上所述，治神与守气是充分调动医者、患者两方面积极性的关键措施。医者端正医疗作风，认真操作，潜心尽意；患者正确对待疾病，配合治疗，安神定志，意守感传，既体现了医者的良好医德，又贯穿心理疗法于其中，所以能更好地发挥针灸疗法的作用，提高治疗效果，同时还能有效地防止针灸异常现象和意外事故的发生。

第二节 清热温寒

寒与热是表示疾病性质的两条纲领。在诸多疾病的演变过程中，都会出现寒热的变化。由于外来之邪或属寒或属热，侵入机体后或从热化或从寒化，所以清热温寒也就成为治疗的根本大法之一。清法是通过针刺疏风散热、清热解毒、泄热开窍的一种治法，用于热证的治疗。温法是通过针灸温养阳气、温通经络、温经散寒的一种治法，用于寒证的治疗。《素问·至真要大论》曰：“寒者热之，热者寒之，温者清之，清者温之。”《素问·五常政大论》曰：“治热以寒，温而行之，治寒以热，凉而行之；治温以清，冷而行之，治清以温，热而行之。”以上都是关于清热温寒治疗原则的最早记录。

热证用清法，即以寒治热；寒证用温法，即以热治寒，均属于正治法。《灵枢·经脉》曰“热则疾之，寒则留之”，是针对热证和寒证制定的清热温寒的针刺手法。

一、清热

热指邪热亢盛，或为外感风寒、风热引起的表热证，或为脏腑阳盛郁结的里热证，或为气血壅盛于经络的局部热证。根据“热者寒之”“热者疾之”的治疗原则，诸热证皆宜行清泻法，以毫针浅刺疾出或点刺出血。

《灵枢·经脉》曰：“热则疾之。”《灵枢·九针十二原》进一步解释说：“刺诸热者，如以手探汤。”“疾”与“急”通，有快速针刺之义；“以手探汤”形象地描述针刺手法的轻巧快速。以上指出了热证的治疗原则是浅刺疾出或点刺出血，手法宜轻而快，少留针或不留针，针用泻法，以清泄热邪。例如，风热感冒常取大椎、曲池、合谷、外关等穴，浅刺疾出即可达清热解表之目的。若伴有咽喉肿痛，可用三棱针在少商点刺出血，以加强泄热、消肿止痛的作用。

《灵枢·邪气脏腑病形》曰：“刺缓者，浅内而疾发针。”刺缓即刺热，热则脉缓。当然，任何一种治疗原则都不是绝对的，热证的浅刺疾出的治法也不例外。当热邪入里（“阴有阳疾”）时，就应该深刺留针，并可配合运用“透天凉”的复式针刺手法。

二、温寒

寒指阴寒过盛，或为外感风寒引起的表寒证，或为寒湿闭阻经络的寒痹证，或为脏腑功能衰退、阳气不足的里寒证。根据“寒者热之”“寒者留之”的治疗原则，诸寒证皆宜用灸法施治。因为艾灸能温通经络、益阳祛寒。针刺则应深刺久留，以候阳气。《灵枢·邪气脏腑病形》曰：“刺急者，深内而久留之。”“刺急”即刺寒，寒则脉急。

《灵枢·经脉》曰：“寒则留之。”《灵枢·九针十二原》进一步解释说：

“刺寒清者，如人不欲行。”“留”即留针之义，“人不欲行”也形象地描述了针刺手法应深而久留，指出了寒证的治疗原则是深刺而久留针，以达温经散寒的目的，因阳虚寒盛，针刺不易得气，故应留针候气。加艾施灸更是助阳散寒的直接措施，主要适用于以风寒湿痹为患的肌肉、关节疼痛及寒邪入里之证。阳气得复，寒邪乃散。若寒邪在表，留于经络，艾灸施治最为相宜。若寒邪在里，凝滞脏腑，则针刺应深而久留，或配合施行“烧火山”复式针刺手法，或加用艾灸，以温针法最为适宜。

《灵枢·禁服》曰：“脉血结于中，中有着血，血寒，故宜灸之。”这也是寒证用灸的一种。血寒是血脉中阳气不足、阴寒过盛，或寒邪直中血分，致血脉凝滞。例如，血寒导致胞脉闭阻引起的闭经、痛经，血寒导致血脉凝滞引起的寒痹、脱骨疽，旨属此类，在治疗上应遵循“血寒灸之”的原则施以灸疗，以扶阳祛寒、温通血脉。

三、温清并用

在临床上，热证和寒证的表现往往是错综复杂、变化多端的，诸如表热里寒或表寒里热、上热下寒或下热上寒、真寒假热或真热假寒等。所以，清热温寒治则的运用必须灵活掌握。单纯的热证和寒证就单用清热或温寒法，若是寒热相间，错杂而现，则必须温清并用以求治。例如，表热里寒，症见发热、口渴等外在热象，又有虽热却喜盖衣被、口渴但不欲饮（虽饮也仅求少量热饮）、小便清长等内在寒象，此乃内寒过盛、逼热外泄所致。治宜内温足阳明、太阴，针用补法或灸足三里、三阴交；外清手阳明、手太阴，毫针浅刺曲池、合谷、列缺。又如，上热下寒，症见心烦、口渴、咽干而痛等上热征象，又有腹痛喜按、便溏肢冷等下寒征象，此乃下焦阴寒过盛，致使阳热浮越于上。治宜温补下焦，引热下行，下灸气海、关元、三阴交，驱散寒邪；上针膻中、内关、列缺，清泻上焦。若见真寒假热，应在温寒的基础上佐以清热，若见真热假寒，则在清热的基础上佐以温寒。

第三节　补虚泻实

补虚泻实即扶正祛邪。补虚就是扶助正气，泻实就是祛除病邪。《素问·通评虚实论》曰："邪气盛则实，精气夺则虚。"可见，"虚"指正气不足，"实"指邪气有余。虚者宜补，实者宜泻。《灵枢·经脉》曰："盛则泻之，虚则补之……陷下则灸之，不盛不虚以经取之。"《灵枢·九针十二原》曰："虚则实之，满则泄之，菀陈则除之，邪盛则虚之。"这些都是针对虚证、实证制定的补虚泻实的治疗原则。人体正气和病邪的盛衰决定着病证的虚实，针灸的补虚与泻实是通过针法和灸法激发机体本身的调节功能，从而产生补泻作用。

一、虚则补之

"虚则补之""虚则实之"，是指虚证的治疗原则应该用补法。该原则适用于治疗各种慢性虚弱性病证，诸如精神疲乏、肢软无力、气短、腹泻、遗尿、产后乳少，以及身体素虚、大病或久病后气血亏损、肌肉酸软无力、肢体瘫痪失用等。补虚就是扶助机体的正气，增强脏腑组织的功能，补益人体的阴阳气血，以抗御病邪。在正邪交争的过程中，正气不足并成为矛盾的主要方面时，其证候表现为虚证。例如，大病、久病，或大汗、剧吐、久泻、久痢、大出血之后，阳气耗伤、损及阴血，均会导致正气虚弱、功能减退，表现为精神萎靡、疲乏无力、形寒肢冷、面色苍白或萎黄、心悸气短或五心烦热、自汗盗汗、大便滑脱、小便失禁、遗精、阳痿、月经量少或色淡、性功能低下、舌淡、少苔或无苔、脉微弱无力。若偏于阳虚、气虚，针用补法，加灸；若偏于阴虚、血虚，针用补法或平补平泻，血虚者可加灸；若阴阳俱虚，则灸治为上。《灵枢·官能》曰："阴阳皆虚，火自当之。"常取关元、气海、命门、膏肓、足三里，以及有关脏腑经脉的背俞穴、原穴，针灸并用（皆宜补法），以达到振奋脏腑功能、促进气血化生、益气养血、强身健体的目的。

二、陷下则灸之

"陷下则灸之"属于"虚则补之"的范畴。《灵枢·禁服》曰："陷下者，脉血结于中，中有着血，血寒，故宜灸之。"所谓"陷下"，有多种含义：一是指中气不足、失于同摄而导致脏腑功能低下或有关组织下垂；二是指血络空虚，《灵枢·经脉》曰"十五络者，实则必见，虚则必下，视之不见"，即是谓此；三是指脉象沉伏无力，唐代王冰在注解《灵枢·经脉》时说"脉虚气少，故陷下也”，明代张介宾注为“沉伏不起也”；四是指阳气暴脱、脉微欲绝之危象，针灸临床对于因脏腑、经络之气虚弱，中气不足，对气血和内脏失去固摄能力而出现的一系列气虚病证，如久泻、久痢、遗尿、崩漏、脱肛、子宫脱出及其他内脏下垂等，常灸百会、神阙、气海、关元、中脘、脾俞、胃俞、肾俞、足三里等穴，以补中益气、升阳举陷。对于失血过多、大汗不止、四肢厥冷、阳气暴脱、血压下降、脉微欲绝等虚脱危象，更应重灸上述腧穴，以升阳固脱、回阳救逆。

三、实则泻之

“盛则泻之”“满则泄之”“邪盛则虚之”都是泻损邪气的意思，可统称为“实则泻之”。实证治疗原则是用泻法或点刺出血。例如，对高热、中暑、昏迷、惊厥、痉挛及各种原因引起的剧痛等实热证，在正气未衰的情况下，取大椎、合谷、太冲、委中、水沟、十宣、十二井穴等，只针不灸，用泻法或点刺出血，即能达清泄实热之目的。若病属本虚标宴，正气已衰退，则应泻实与补虚兼顾，或者先行补虚，而后泻实。例如，对邪实正虚的鼓胀病，一味泻实或单纯补虚都是片面的，唯有虚实同治、攻补兼施才是理想之策。

四、菀陈则除之

“菀陈则除之”是“实则泻之”的一种。“菀”同“瘀”，有瘀结、瘀滞之义。“陈”即“陈旧”，引申为时间长久。“菀陈”泛指络脉瘀阻之类的病变。“除”即“清除”，指清除瘀血的刺血疗法，与《素问·阴阳应象大论》所说的“血实者决之”含义相同，即瘀血闭阻或邪入营血、郁结不解、久痛入络形成的血实证，应用刺血之法活血化瘀、疏通经络。《素问·针解》曰：“菀陈则除之，是出恶血也。”王冰注云：“菀，积也；陈，久也；除，去也。言络脉之中血积而久者，针刺而除去之也。”指出由络脉瘀阻而引起的病证，应以三棱针点刺出血。例如，由于闪挫扭伤、毒虫咬伤、丹毒等引起的肌肤红肿热痛或青紫肿胀，即可选用局部络脉或瘀血部位施行三棱针点刺出血术，以活血化瘀、消肿止痛，对病情较重者，可以施行点刺出血后加拔火罐，这样可以排出更多的恶血，促使病愈。其他如腱鞘囊肿、小儿疳积的点刺放液治疗也属此类。

五、不盛不虚，以经取之

“不盛不虚，以经取之”，并非病证本身无虚实可言，而是脏腑、经络的虚实表现不甚明显或虚实兼而有之。主要是由于病变脏腑、经脉本身时性的气血紊乱，而不涉及其他脏腑、经脉，属本经自病。《灵枢·禁服》曰：“不盛不虚，以经取之，名曰‘经刺’。”《难经·六十九难》曰：“不虚不实，以经取之者，是正经自生病，不中他邪也，当自取其经，故言以经取之。”这些都说明治疗应按本经循经取穴，以原穴和五输穴最为适宜。当针下得气后，再行均匀的提插捻转（即“平补平泻”）手法，使本经气血调和，脏腑功能恢复正常。在临床上，虚证和实证的表现是错综复杂、变化多端的，诸如表虚里实或表实里虚、上虚下实或上实下虚、真虚假实或真实假虚等。所以，补虚泻实治则的运用也必须灵活应变。单纯的虚证和实证，就单用补法或泻法。若是虚实夹杂，相兼出现，则必须补泻兼施以求治，并结合虚实程度的轻重缓急，决定补泻的先后多少——或先补后泻，或先泻后补，或上补下泻，或上泻下补，或左泻右补，或左补右泻。如阴虚不能制阳引起的肝阳上亢之证，本着育阴潜阳的治法，补太溪、复溜以滋养肾阴，泻太冲、行间以平降肝阳。又如胆虚肝实证患者，既有惊悸、失眠之主症，又有心烦易怒、两胁胀痈之兼症，治疗就应先取丘墟、胆俞补胆之虚，再取行间、期门泻肝之实。如此补泻兼施，治疗有序，必有捷效。再如针灸临床常见的面瘫、半身不遂等病症，也应根据不同病情，施行左补右泻或右补左泻之法，以侧节机体左右经络的虚实，恢复相对平衡状态，促进疾病痊愈。

补虚泻实既是针灸治疗原则，又是针灸治病的重要方法。《灵枢·九针十二原》曰：“无实无虚，损不足而益有余，是谓甚病。”明确指出补泻不可误用，不可犯“虚虚实实”之戒，否则就会造成“补泻反则病益笃”（《灵枢·邪气脏腑病形》）的不良后果。

第四节　标本缓急

标与本是一个相对的概念，指在疾病的发展变化中各种矛盾的主次关系。

标本含义颇广，可以说明疾病过程中各矛盾的本末、主次、先后关系。从病变部位来说，内为本、外为标，从邪正双方来说，正气为本、邪气为标；从病因与症状来说，病因为本、症状为标；从疾病来说，原发病为本、继发病为标。在针灸治疗中，要根据具体情况，处理好治标与治本的关系，确立相应的治疗原则。

一、治病求本

治病求本，就是针对疾病的根本原因进行治疗。临床症状只是疾病反映于外的现象，治疗要经过辨证，确立证型，最终找到疾病的本质，给予相应的治疗。《素问·阴阳应象大论》曰“治病必求其本”。这是在大多数情况下治疗疾病所要坚持的基本原则。运用这一治则的关键在于抓住疾病的根本原因，如外感风寒引起的发热，阴虚是其本，发热是其标，此时用补阴的治法，则虚热亦可自退。还有根据症状出现的先后区分标本的，如梅尼埃病所表现的眩晕引起呕吐，眩晕是本，呕吐是标，应先治眩晕，可刺风池、印堂或神庭等穴，眩晕控制则呕吐随之而止。如为神经性呕吐，呕吐为本，眩晕为标，就应先治呕吐，可刺内关、中脘、足三里等，待吐止则眩晕也随之而愈。

二、急则治标

在某些特殊情况下，标病甚急，如不及时处理就可危及生命或影响疾病的治疗，此时治本不能救其急，应急治其标。如中风闭证，论其病因多数由于年老肾阴亏耗、肝阳上扰而发病，但此时病势危急，应当醒脑开窍，刺十宣、水沟、百会等穴，先治其标，待神志清醒，再调补肝肾、疏通经络以治其本。又如支气管哮喘发作时，痰涎上涌，呼吸困难，此时也要先治其标，以豁痰平喘，刺列缺、丰隆、天突、膻中等穴，待哮喘平息后，再调补肺肾、脾胃，以治其本。

三、缓则治本

在标病并不急迫的情况下，应遵循治病求本的原则，以治其本。例如外感风寒引起的咳嗽，病因以风寒为本、症状咳嗽为标，可针刺大椎、风池、列缺以疏风散寒治其本，风寒去则咳嗽自愈。再如妇女更年期综合征，多数为肝肾阴亏，肾水亏不能涵养肝木，就容易导致肝阳上亢，当用缓则治其本的治则补益肝肾以潜其阳，可针刺复溜、三阴交、关元、肾俞、太冲等穴。

四、标本同治

病有标本缓急，所以治有先后，疾病在发展过程中出现标病与本病俱缓或俱急的状态时，可采用标本同治之法。例如高血压，如属于肾阴虚、肝阳亢，症见眩晕、头痛重并有漂浮感、耳鸣健忘、心悸失眠、舌质红、苔薄白或薄黄、脉弦细而数，可针刺太溪、照海、肾俞等穴补肾以治其本，同时针刺太冲、行间、风池等穴泻肝以治其标。另外，外感病中病邪由表传里出现表里同病，如感受寒邪引起发热、腹泻兼见时，在针泻合谷、曲池清热解表的同时，应针泻天枢、上巨虚以清其里。

第五节 三因制宜

中医学认为，人与自然界是统一的整体，季节、地理环境等因素的变化会直接影响到人，所以在疾病的治疗中也要充分考虑这些因素的作用；同时，人的个体差异也须在治疗方法上有所区别。三因制宜是指因时、因地、因人制宜，即根据季节（包括时辰）、地理和治疗对象的不同情况而制定治疗方案。三因制宜的核心是说明在针灸治疗中不能孤立地看待疾病，既要看到人的整体性，又要注意个体差异。人与自然有着密不可分的关系，将其作为一个整体才能收到较好的治疗效果。

一、因时制宜

因时制宜是指在针灸治疗时，根据患者所处的季节与时辰制定相应的治疗方案。四时气候的变化对人体的生理功能和病理变化有一定的影响，春夏之季，阳气升发，人体气血趋向体表，病邪伤人是在体表；秋冬之季，阴气渐盛，人体气血潜藏于内，病邪伤人多在深部。在治疗上春夏宜浅刺，秋冬宜深刺。历代医家还根据人体气血流注的盛衰情况及一日之内不同时辰的变化，提出子午流注、灵龟八法、飞腾八法等按时取穴的治疗方法。因时制宜还包括要根据病情选择有效的治疗时机，如疟疾多在发作前2~3小时针刺，痛经一般在月经来潮前1~2天开始针刺，均是提高疗效的有效方法。

二、因地制宜

因地制宜是根据不同的地理环境制订治疗方案。由于地理环境、气候条件和生活习惯的不同，人体的生理活动和病理特点也有不同，所以治疗方法也有差别。《素问·异法方宜论》指出："北方者……其地高陵居，风寒冰冽，其民乐野处而乳食，脏寒生满病，其治宜灸焫。故灸焫者，亦从北方来。南方者……其地下，水土弱，雾露之所聚也，其民嗜酸而食，故其民皆致理而赤色，其病挛痹，其治宜微针。"即地高气寒之所，多用灸法；温暖潮湿之地，多用针法。

三、因人制宜

因人制宜指根据患者的体质、年龄、性别等的不同特点确定治疗原则。人的体质有强有弱，有的偏寒，有的偏热，对针刺的耐受各不相同，针刺时需要加以区别。男女性别不同，各有其生理特点，尤其是妇女患者，在经期、妊娠、产后等时期治疗时需要加以考虑。老年人气血衰少，生理功能减退，不宜强刺激；壮年气血旺盛，皮肤坚固，可深刺久留针；小儿气血未充，脏腑娇嫩，宜浅刺不留针。《灵枢·逆顺肥瘦》说："年质壮大，气血充盈，肤革坚固，因加以邪，刺此者，深而留之……婴儿者，其肉脆血少气弱，刺此者，以毫针，浅刺而疾发针，日再可也。"患者的个体差异，是决定手法轻重的重要因素。体质虚弱、皮肤薄嫩、对针刺敏感者，针刺手法宜轻；体质强壮、皮肤粗厚、针感较迟钝者，针刺手法宜重。

第六节　同病异治与异病同治

针灸治病是通过在经络腧穴上进行手法操作发挥机体的调节作用来实现的。正确运用各种治法，还须灵活掌握同病异治与异病同治的原则。同病异治是指同一疾病用不同的方法治疗，异病同治是指不同的疾病用同一方法治疗。这种治则是以中医学的病机异同为依据的。

一、同病异治

某些疾病，其发病部位和症状虽然相同，但病机不同，所以在治则和治法上也因之而异。同是胃病，有病邪阻滞、肝气犯胃、脾胃虚寒和瘀血凝滞等不同病因病机。因此，在治法上就有散寒止痛、消食导滞、疏肝理气、温补脾胃、祛瘀通络之异。如果感受寒邪，针用泻法，留针，加大壮隔姜灸以逐寒邪；饮食停滞者，针用泻法以导积滞；肝气瘀滞者，用平针法以疏肝理气；脾胃阳气不振者，针用补法，可留针，用小壮温灸；胃痛日久入络、血瘀气滞者，针用泻法，以理气活血化瘀。

二、异病同治

有些疾病，其发病部位和症状虽然不同，但主要病机相同，就可采用同一种方法治疗。例如，肝胆气火上逆引起的头痛和肝胆气机阻滞的胁痛，尽管发病部位不同，但都属于肝胆气机失调，均可选用手足厥阴经和手足少阳经的腧穴，如募穴、背俞穴，针用泻法以调其气机。又如，内脏下垂可发生于胃、肾、子宫、直肠等脏器，其部位和症状虽然不同，但病机均属于气虚下陷，因而在治疗时均可用补气升陷的治法。

由上可见，同病异治、异病同治与病机是密切相关的。

第三章

循环系统疾病

第一节　心律失常

心律失常是指心脏收缩频率或节律的异常，又称心律失常。本病可分为快速性心律失常和慢速性心律失常两类，发病原因甚多，如心肌本身的病变、电解质紊乱、药物作用、缺氧、情绪激动、吸烟、喝浓茶及咖啡等，少数病因不明。本病属于中医学“心悸”“怔忡”“眩晕”“昏厥”等范畴。

本病多与体质虚弱、情志刺激及外邪入侵等因素有关，可因思虑过度、情志刺激损伤心脾，气血生化乏源，心神失养，心气不足无以推动血液运行，血瘀心脉；脾虚生痰，肝郁痰滞而扰乱心神；或外感热邪，炼液成痰，痰郁化火，痰火内扰神明，心主不宁；或寒邪暴伤心阳；或痰瘀阻遏心窍；或久病体虚、年高营血枯涩、脉络不畅、瘀血内阻发为本病。本病病位在心，与肺、脾、肾、肝等脏腑有关。

一、临床表现

主要为心率快慢的异常和（或）心律的异常。阵发性心动过速以心动过速的时发时止为特征，常伴心慌不安、心率增快、心前区不适，甚至见血压下降、头晕、多尿或心力衰竭、休克等；前期收缩可无症状，亦可有心前区不适，甚则乏力、头晕；心房扑动或心房颤动可见心悸不安、胸闷等症；心室扑动和心室颤动可迅速出现阿–斯综合征；病态窦房结综合征可见头昏乏力、失眠、记忆力减退、反应迟钝，重则见阿–斯综合征；房室传导阻滞可见头昏、乏力、心悸、疲倦，甚则抽搐、口面青紫及心力衰竭表现。

二、诊断要点

1. 心悸、胸闷、气短或心胸疼痛，甚则肢冷汗出或晕厥，也可无任何症状。

2. 听诊可闻及心率过快、过缓或节律不规则等阳性体征。

3. 心电图呈心律失常改变。

4. 超声心动图、心电图运动负荷试验、放射性核素显影、心血管造影等有助于确诊或排除器质性心脏病。

三、辨证施治

1. 辨证分型

（1）心气不足：心悸气短，神疲乏力，动则尤甚，失眠多梦，头晕自汗，胸闷不畅。舌质淡红、苔薄白，脉细弱或结代。

（2）心脾两虚：心悸头晕，倦怠乏力，面色不华，纳差，腹胀便溏。舌质淡、苔薄，脉细或结代。

（3）心血瘀阻：心悸不安，胸闷不舒，绞痛时作，遇寒加重，或见唇甲青紫。舌质紫暗或瘀斑。苔白，脉结代。

（4）痰扰心神：心悸胸闷，眩晕恶心，失眠多梦，痰多口苦。舌质红、苔腻稍黄，脉滑或结代。

（5）邪毒侵袭：心悸不适，咽痛，恶寒发热。舌质淡红、苔白，脉浮数。

（6）心阳虚脱：大汗淋漓，面青唇紫，肢冷，气喘不能平卧。舌淡胖、苔白，脉细欲绝。

2. 针灸治疗

治法：心气不足、心脾两虚、心阳虚脱属虚证者，治宜健脾养心、补气活血、温通心阳，针灸并用，用补法；心血瘀阻、痰扰心神、邪毒侵袭属实证或虚实夹杂者，治宜祛瘀豁痰、清解热毒、安神养心，用泻法或平补平泻法。以背俞穴和手厥阴经穴为主。

主穴：内关、神门、心俞、厥阴俞。

方义：内关通阴维，善治心胸病，对心悸胸闷有良效；神门系少阴心经原穴，具有养心宁神之功，心悸不寐者更宜针之；心俞、厥阴俞分别是心、心包之背俞穴，善调补心之气血而治心之疾。四穴相配，以养心安神、行气通络、定悸止痛。

加减：心气不足者，加气海、足三里，以补益心气；心脾两虚者，加脾俞、膈俞，以健脾养心；心血瘀阻者，加血海、郄门，以活血化瘀；痰扰心神者，加丰隆、中脘，以化痰开窍；邪毒侵袭者，加合谷、劳宫、大椎，以祛除外邪；心阳虚脱者，加灸神阙、关元，以益气固脱。

操作：内关、神门，虚证用轻捻补法，实证重捻强刺激，用泻法；心俞、厥阴俞用平补平泻法；气海、足三里、脾俞、中脘用补法；膈俞、血海、郄门、丰隆、合谷、劳宫、大椎用泻法；神阙、关元用大艾炷隔附子饼灸法，以肢体回暖为度。

四、其他疗法

1. 耳针疗法

处方：心、皮质下、交感、神门、枕、肾。

操作：每次选 3 或 4 穴，常规消毒，进针后间歇捻针，留针 20~30 分钟，每日或隔日 1 次。亦可行埋针或压丸法，2~3 天更换一次。

2. 腧穴注射疗法

处方：心俞、厥阴俞、神门。

药物：丹参注射液或复方丹参注射液。

操作：每次 1 或 2 穴，轮流使用，每穴注入 0.5~1 mL，每周 2 或 3 次。本法较适用于伴有心绞痛发作患者。

3. 拔罐疗法

处方：心俞、巨阙、厥阴俞、膻中。

操作：留罐 5~10 分钟，每日 1 次，10 次为一疗程。

4. 三棱针疗法

处方：心俞、厥阴俞、膈俞。

操作：在以上 3 穴用三棱针点刺出血，出血量每穴 5~10 mL。有出血倾向及禁忌证者慎用。

5. 皮肤针疗法

处方：项背部夹脊、内关、膻中、人迎。

操作：用皮肤针叩刺，中度刺激，每日治疗 1 次，10 次为一疗程。

6. 头针疗法

处方：双侧额旁 1 线。

操作：用 2 寸毫针由后向前平刺，施快速捻转手法，留针 30 分钟，隔日 1 次，10 次为一疗程。

五、文献摘要

《针灸甲乙经》：心痛善悲，厥逆，悬心如饥之状，心憺憺而惊，大陵及间使主之。

《备急千金要方》：通里，主心下悸。

《针灸集成》：心惕惕失智，内关、百会、神门。

《针灸大成》：心恍惚，天井、巨阙、心俞。太溪主心痛如锥刺，心脉沉，手足寒至节，喘息。

《神灸经纶》：怔忡健忘不眠，内关、液门、膏肓、解溪、神门。

六、医案

李某，男，50 岁。因事业失败，抑郁寡欢，久之得心悸之症，时时悸动，惕惕不能安睡，面色潮红，两脉尺部细弱，寸脉动甚。西医诊断：心律失常。中医诊断：心悸。因气郁而生痰火、干扰心君、神气失宁而致。治则：宽胸解郁，豁痰宁神。处方：心俞、巨阙、关元、内关、丰隆、行间。手法：提插补泻，行气法。内关穴用泻法后施行气法，使气行至胸中，心俞用阴中隐阳法，余穴均用提插补泻。三诊心悸大减，不复恐惧，连续针刺 1 个月而治愈。

七、小结

针灸对功能性心律失常者有较好的疗效，但是在针灸治疗的同时应积极配合药物治疗。患者应注意调节情志，保持心情愉快，不要急躁，少虑忌悲；劳逸结合，注意休息，适度参加运动和体育锻炼，增强心脏功能；调理饮食，少食酸辣食品，少喝浓茶、咖啡等；起居有常，晚上睡觉不能过晚，保证足够的睡眠时间；注意寒暑变化，防止外邪诱发本病。器质性心律失常患者要首先采用中西医综合治疗，针灸可作为辅助治疗手段，帮助患者尽早恢复。

第二节　高血压

高血压是指以动脉收缩压和（或）舒张压升高为特征，常伴有心脏、血管、脑、肾脏和视网膜等器官功能性或器质性改变的全身性疾病。世界卫生组织和国际高血压学会（WHO/ISH）提出的定义为：在未服用降压药物下，收缩压≥140 mmHg 和（或）舒张压≥90 mmHg，即为高血压。本病系由多种发病因素和复杂的发病机制所致。对于迄今原因尚未完全阐明的高血压，称为原发性高血压，占高血压患者的95%以上；病因明确、血压升高仅为某些疾病的一种表现者，称为继发性（症状性）高血压，占高血压患者的 5%以下。本部分着重阐述前者。据普查，我国成人高血压患病率为 18. 8%，全国有高血压患者约 1. 6 亿人。本病发病率城市高于农村，北方高于南方。患病率与年龄呈正比，女性更年期前患病率低于男性，更年期后高于男性。本病属于中医学“头痛”“眩晕”等范畴。

本病常与情志失调、饮食不节、久病过劳及先天禀赋异常等因素有关。诸因素导致机体阴阳失调，脏腑、经络、气血功能紊乱，产生风、火、痰、瘀而上扰清窍。例如，忧思郁怒和过度紧张，使肝气郁结，气郁化火，耗伤肝阴，则肝风内动；久病耗伤肾精或素体阳盛阴衰之人，阴亏于下，阳亢于上，清窍被扰；先天禀赋不足，肾精亏虚，髓海不足，脑失所养；饮食不节，嗜食肥甘厚味，损伤脾胃，以致脾失健运，聚湿生痰，痰湿阻窍，内风相挟上扰清窍。以上均可导致本病的发生。

一、临床表现

约半数患者无明显症状，只是在体检时才发现，少数患者则在发生心、脑、肾等器官的并发症时才得到明确诊断。常见的神经系统表现是头痛、头晕、头胀及头部或颈项板紧感，头痛多发生在早晨，位于前额、枕部或颞部。左心的舒张功能最先受到影响，多发生在高血压起病数年后，如心悸、阵发性夜间呼吸困难、气喘、咳嗽等。当心脏增大后，体检可发现心界向左、向下扩大；心尖搏动较强有力，有抬举样；心尖区和主动脉瓣区可听到Ⅱ级或Ⅲ级收缩期吹风样杂音。肾脏表现：多尿、夜尿、口渴、多饮、蛋白尿、血尿等。约 1%的患者可发展为急进型高血压，血压显著升高，舒张压多持续在 130~140 mmHg 甚至更高，头痛明显，病情严重，发展迅速，出现视网膜病变，肾功能很快衰竭。高血压危象：舒张压>140 mmHg，头痛、呕吐、嗜睡、失明、少尿、视盘水肿等，并发心、脑、肾等严重病变。

二、诊断要点

1. 收缩压≥140 mmHg 和（或）舒张压≥90 mmHg。

2. 不同时间安静状态下测量 3 次，血压均高于正常值。

三、辨证施治

1. 辨证分型

（1）肝肾阴虚：五心烦热，眩晕耳鸣，或肢麻，腰膝酸软，失眠多梦。舌质红绛、少苔，脉细数。

（2）肝阳上亢：眩晕、头痛，面赤或面部烘热，烦躁易怒，口干，口苦。舌质红暗、苔白，脉弦数。

（3）肝火上炎：头痛头晕，目赤面红，口干溲黄，大便干，胁痛，急躁易怒。舌质红、苔黄，脉弦数。

（4）肝热风动：眩晕欲仆，口眼㖞斜，言语謇涩，肢麻抽搐。舌质紫红、苔腻，脉弦。

（5）痰湿中阻：头重而眩，脘腹痞胀，呕吐痰涎，纳差。舌质淡、苔腻，脉滑。

（6）阴阳两虚：头晕眼花，耳鸣健忘，腰膝酸软，神疲乏力，足冷，夜尿频。舌质淡、苔白，脉沉细无力。

（7）冲任失调：头面烘热，汗出，头晕头痛，烦躁不宁，咽干口燥，足冷膝软，或有水肿，或月经紊乱。舌质红、苔薄，脉弦细或细数。

2. 针灸治疗

治法：调整阴阳，平肝益肾。肝阳上亢、肝风内动、肝火盛者，治宜清肝潜阳熄风，用泻法；肝肾阴虚、冲任失调者，治宜柔肝滋肾、调理冲任，用平补平泻法；痰湿内盛者，治宜祛痰化湿，用补泻相兼法；阴阳两虚者，治宜阴阳双补，针灸并用，用补法。以足少阳、手阳明、足厥阴经穴为主。

主穴：风池、合谷、曲池、太溪、太冲。

方义：风池居于头部，位近髓海，善治内外之风，且能醒神开窍，又是足少阳经与阳维脉交会穴，配肝经原穴太冲，施泻法，以潜降肝阳，尤其对高血压引起的头胀头痛效果最佳。曲池、合谷属手阳明经穴，阳明经多气多血，泻之可以理气血、调冲任、泻阳邪。合谷配太冲名为四关穴，善平肝潜阳、熄风醒神，用之增加疗效。太溪为肾经原穴，补之能滋肾阴、潜肝阳。诸穴相配可平肝潜阳、滋肾柔肝而标本兼治。

加减：肝火炽盛者，加行间、太阳，以清肝泻火；阴虚阳亢者，加三阴交、涌泉，以滋阴潜阳；痰湿内盛者，加足三里、丰隆、内关，以化痰健脾；阴阳两虚者，加气海、关元，以滋阴壮阳；冲任失调者，加肝俞、肾俞、关元、三阴交，以调理冲任。

操作：风池用捻转泻法；合谷、曲池用提插泻法；太冲用捻转泻法；太溪用捻转补法；行间、涌泉、丰隆、内关用泻法；太阳点刺放血；足三里、三阴交、肝俞、肾俞用补法；关元、气海用温和灸法，以局部感觉到热感向内渗透为度。

四、其他疗法

1. 耳针疗法

处方：皮质下、神门、心、肝、交感、耳背沟。

操作：每次选 3~5 穴，留针 30 分钟，每日 1 次，10 次为一疗程。也可以揿针埋藏，每次选 2 或 3 穴，埋针 1~2 天，10 次为一疗程。亦可用耳尖放血法或压丸法。

2. 腧穴注射疗法

处方：足三里、合谷、三阴交、太冲、曲池。

药物：0.25%盐酸普鲁卡因注射液。

操作：每次选2穴，每穴注射1 mL，隔日1次，10次为一疗程。

3. 皮肤针疗法

处方：脊柱两侧、骶部、乳突区。

操作：以腰骶椎为重点叩刺部位，并兼叩颈椎、前额、四肢末端。用皮肤针轻刺激，先从腰骶部脊柱两侧自下而上，先内后外，再叩刺后颈部、乳突区、前臂掌面正中线。每日1次，10次为一疗程。

4. 腧穴埋线疗法

处方：曲池、足三里、心俞、太冲。

操作：局部麻醉后，用埋线针将1 cm长的3-0或4-0号羊肠线完全埋入腧穴皮下肌层，曲池、心俞、太冲刺入深度为1 cm，足三里刺入深度为2 cm，出针后用创可贴覆盖腧穴；每次埋2穴，15天一次，四穴交替使用。

五、文献摘要

《针灸大成》：头风眩晕，合谷、丰隆、解溪、风池。

《类证治裁》：高年肾液已衰，水不涵木。

六、医案

王某，女，55岁。三年前虽患心脏性喘息，经治疗迄未复发。今年来不时跌仆，跌仆时自觉头晕脚软。经检查收缩压为190 mmHg。下肢清冷，睡眠、饮食尚佳，舌强，言语不利，二便失禁。西医诊断：原发性高血压。中医辨证：肝风内动。针肾俞、风市、阴陵泉、三阴交。针刺2天后下肢似较灵活，其他无变化，大小便仍不能自禁，舌仍强硬，脉搏78次/分。针肾俞、风市、阳陵泉、三阴交，用轻刺激法，针后下肢较灵活，言语较清，二便较畅。照原穴针刺治疗1个月后，症状消失，血压得到了控制。

七、小结

本病确诊后，主张终身服药，积极控制血压、血糖、血脂，预防并发症的发生。虽然针灸治疗对各级高血压均有降压作用，尤其对1级高血压效果最好，各级病变的临床症状亦可获得不同程度的改善，但是只能作为辅助治疗。顽固性高血压发展为高血压危象者，要积极进行西医综合治疗，以控制血压，防止脑血管意外的发生；如果患者血压超过200/120 mmHg时，要首选西医综合治疗，暂停针刺治疗。患者平素要保持心情舒畅，避免精神刺激和过度劳累；饮食宜低盐、清淡，如多吃水果和蔬菜，戒烟，适量饮酒；保持大便通畅，最好每日一解，防止中风的发生；注意养生保健，适当运动如打太极拳、练五禽戏，用艾条灸足三里、风市等，以保持血压的稳定。

第三节　风湿性心脏病

风湿性心脏病是风湿热后遗留的以心瓣膜损害为主的心脏疾病，简称风心病。伴随风湿热的反复发作，心瓣膜逐渐粘连、增厚、硬化、钙化并兼有短缩、变形。乳头肌与腱索亦可缩短、粘连，表现为瓣膜口的狭窄或关闭不全，导致血流动力学障碍，甚至充血性心力衰竭。患者多有风湿热病史，以后出现心悸、喘咳、水肿等症状。常有心力衰竭、心房颤动、亚急性感染性心内膜炎、肺部感染等常见并发症。多见于20~40岁青壮年，近年来中老年病例有所增多。男女发病比例约为1 ∶ 2。本病属于中医学“心痹”“心悸”“怔忡”“水肿”“喘证”等范畴。

本病与正气不足、起居不慎、劳倦过度有关，可由正气不足、外邪入侵、心脉瘀阻、心气受损所致。

一、临床表现

1. 心脏炎　心脏炎是急性风湿热的最常见表现，可单独或同时发生心肌炎、心内膜炎、心包炎。主要症状有心悸、胸闷、胸痛、发热，严重者可因心力衰竭而出现咳嗽、咯血、呼吸困难。瓣膜狭窄及关闭不全为心内膜炎的主要表现；心包炎以胸痛为主要症状，是全心炎及多发性浆膜炎的一部分。

2. 二尖瓣狭窄或关闭不全　二尖瓣狭窄在代偿期能胜任一般的体力劳动，无症状或只有轻微的症状；左心房衰竭期可有呼吸困难和发绀、咳嗽、咯血及声音嘶哑、吞咽困难等症状；右心房衰竭期体循环静脉瘀血、肝脾肿大并有压痛，下肢水肿和腹腔积液。肺硬化时可出现呼吸困难和发绀。轻度二尖瓣关闭不全者可无自觉症状，当出现左心功能不全时，可出现疲倦、乏力和心悸，或因肺瘀血而发生劳累后呼吸困难，后期也可出现右心功能不全的症状。

3. 主动脉瓣狭窄或关闭不全　轻度主动脉瓣狭窄者可无症状，狭窄程度加重时，可出现疲乏，活动后呼吸困难，病变进一步发展，可出现眩晕或晕厥，以及心绞痛和左心力衰竭，有的甚至发生猝死。主动脉瓣关闭不全早期常无症状，或仅有心悸和头部搏动感，心前区不适，晚期产生肺瘀血和左心功能不全的症状，如劳累后气急或呼吸困难，少数患者可出现心绞痛和晕厥，有的甚至发生猝死。

二、诊断要点

1. 发病前 1~3 周约半数患者有扁桃体炎或咽炎等上呼吸道感染病史，起病时可见发热、汗多、疲乏、纳差、鼻衄、关节炎等。也有不典型者，症状不明显。

2. 有心脏瓣膜特殊损害体征。

3. 实验室检查提示链球菌感染阳性。

4. X 线检查：二尖瓣狭窄者可见左房增大，肺动脉段突出，右室大、肺门阴影增深，肺瘀血。二尖瓣关闭不全者左房及左室增大。主动脉瓣关闭不全者左室增大，心影靴型。

5. 心电图检查：二尖瓣狭窄者可见二尖瓣型 P 波，电轴右偏、右束支传导阻滞、右室肥厚及相应心律失常图形。二尖瓣关闭不全、主动脉瓣关闭不全及狭窄者，可见左室肥厚劳损，或有电轴左偏。

6. 心脏彩色超声检查：可明确瓣膜受损程度及心肌壁厚度。

三、辨证施治

1. 辨证分型

（1）急性期

①外邪袭肺：恶寒发热，咽喉肿痛，鼻塞，流黄涕，咳嗽，痰黄而黏，口

渴欲饮。舌尖红、苔薄微黄，脉浮数。

②风湿犯心：心悸胸闷，气短乏力，关节红肿灼痛。舌质红、苔黄，脉数或结代。

③热毒扰心：心悸不安，高热烦躁，入夜尤甚，神昏谵语，肌衄，鼻衄。舌红绛、苔黄少而干，脉数。

（2）慢性期

①心气虚弱：心悸气短，头晕目眩，面色无华，夜寐不宁，或下肢水肿。舌质淡、苔白，脉细数无力。

②心血瘀阻：两颧紫红，唇甲青紫，心悸怔忡，咳嗽喘促，甚则咯血。舌质青紫或见瘀斑、苔白，脉结代。

③心肾阳虚：面唇青紫，喘咳倚息不能平卧，动则加剧，心悸如脱，或左乳下惴惴而动，形寒怯冷，全身水肿或有腹腔积液。舌淡胖、苔白滑，脉无力而涩或结代。

④水气凌心：心悸气短，咳吐稀白或粉红色泡沫痰，胸脘痞满，渴不欲饮，小便短少，下肢水肿，形寒肢冷，兼有眩晕恶心。舌质淡、苔滑，脉弦或涩。

⑤阳气虚脱：气促不能平卧，喉中痰鸣，脸色暗灰苍白，冷汗淋漓，四肢厥冷，二便失禁。舌淡胖、苔白，脉微细欲绝。

2. 针灸治疗

治法：急性期为邪毒扰心，属实证，治宜清解邪毒湿热、宽胸通络、宁心定悸，用泻法；慢性期为气虚血亏血瘀，治宜补气调血化瘀，用平补平泻法；伴心肾阳虚者，治宜温补心肾。以手少阴、手厥阴经穴及背俞穴为主。

主穴：内关、郄门、心俞、厥阴俞、膻中。

方义：内关、郄门为手厥阴心包经腧穴，内关主心与心包两经之病，又通阴维主一身之里，郄门为心包经郄穴，善治急性痛症，两穴相配具有宽胸通络、宁心止悸的作用。心俞和巨阙、厥阴俞和膻中，均为俞募配穴法，善治心脏之疾，对急慢性心脏病皆能奏效。

加减：外邪袭肺者，加合谷、劳宫，以祛除邪毒；风湿犯心者，加足三里、阴陵泉，以散风除湿；气血亏虚者，加足三里、关元，以补气生血；心血瘀阻者，加膈俞、阴郄，以活血化瘀；心肾阳虚者，加肾俞、命门，以温补心肾；

阳气虚脱者，加灸神阙、气海，以益气固脱。

操作：采用间歇捻转和提插运针法。急性期实证者以泻内关、郄门、膻中为主，辅以补心俞、厥阴俞，膻中向下平刺。慢性期虚证者宜补心俞、厥阴俞，内关、郄门、膻中用平补平泻法，阳气虚脱者隔附子饼灸神阙、气海。余穴用平补平泻法，留针 30 分钟。每日 1 次，10 次为一疗程。

四、其他疗法

1. 耳针疗法

处方：心、神门、交感、皮质下、肾上腺。

操作：每次选 3 或 4 穴，进针后间歇捻针，留针 30 分钟。每日 1 次，10 次为一疗程。

2. 腧穴注射疗法

处方：内关、心俞、厥阴俞。

药物：复方丹参注射液。

操作：每次选 1 或 2 穴，每穴注射 0.5～1 mL。隔日 1 次，10～15 次为一疗程。

3. 艾灸疗法

处方：肩髃、合谷、阳陵泉、足三里、肾俞。

操作：用艾条温和灸法，每日 1 次，每次 30 分钟。

4. 皮肤针疗法

处方：第 7 颈椎至第 12 胸椎膀胱经第 1 侧线、腰骶椎两侧及有异常表现的部位、胸腹部。

操作：取皮肤针用轻刺法叩刺脊柱两侧 1 或 2 遍。

侧线与腰骶椎 5 遍，然后对胸骨柄区、前肋间区、剑突、下腹部作局部刺激。每日叩打 1 次，10 次一疗程。

5. 腧穴埋线疗法

处方：心俞、内关、膻中、足三里。

操作：局部麻醉后，用埋线针将 4 根 1 cm 长的羊肠线分别埋于腧穴。心俞、内关刺入深度为 1 cm，膻中刺入深度为 0.5 cm，足三里刺入深度为 2 cm。

15天治疗一次，3次为一疗程。此法常用于病情稳定、不需要每日扎针者。

五、文献摘要

《针灸甲乙经》：心痛，衄哕呕血，惊恐畏人，神气不足，郄门主之。

《备急千金要方》：惊怖心忪少力，灸大横五十壮。

《神应经》：心胸痛，曲泽，内关，大陵。

《行针指要歌》：或针劳，须向膏肓及百劳。

《针灸大成》：三阴交，足太阴少阴厥阴之会，足痿不能行……经脉虚耗不行者，补之，经脉益盛则通。

六、医案

韩某，女，30岁。初诊时间为2020年8月7日。四肢关节疼痛10余年，手指不能屈曲，脊柱疼痛尤甚，近来出现胸痞气急，心悸，面肿，脉濡细数，舌绛苔薄。西医诊断：风湿性心脏病。中医诊断：痹阻心脉。此系风湿之邪流走关节，迁延不愈，脏腑受累所致。治则：振心宁神，蠲痹通络。处方：内关、郄门、手三里、合谷、足三里、太冲、大椎、大杼。用捻转补泻法。于2020年8月9日复诊，针刺后心悸较宁，睡眠尚酣，余留四肢酸软，不耐久坐，精神疲乏，脉濡细而数，舌质绛、苔薄。选穴：内关、郄门、手三里、足三里、太冲、合谷。于2020年8月12日复诊，心悸已宁，胸痞缓解，四肢酸痛好转，续治3次痊愈。

七、小结

尽管针灸对本病症状改善有一定的作用，但还要以积极的综合治疗和手术为主。患者宜食清淡、易消化、富含维生素及含合理营养素的食物，保持大便通畅；忌烟，适量饮酒，少喝浓茶、咖啡等，以免诱发心脏不适；起居有常，晚上勿熬夜，保证足够的睡眠时间；天气变化时要及时加减衣服，防止感冒增加心脏负担；适当进行身体锻炼，提高抗病能力，心功能差的不要进行剧烈运动；预防风湿热的复发，一旦有瓣膜损害，应积极控制风湿活动，以免加重病情。

第四节 心脏神经症

心脏神经症又称为功能性心脏不适，是神经功能紊乱所引起的心血管症状，而心脏并无器质性病变。多发生于青壮年，以 20~40 岁者居多。多见于女性，尤其是更年期妇女。本病的发生与体质、神经、遗传及外界环境等因素有关，患者家族中可能有神经症患者。随着社会竞争压力的增大，发病人数有增加的趋势。本病属于中医学“郁证”“心悸”等范畴。

本病多因素体亏虚、外邪入侵、七情太过而发病。素体气血亏虚，导致气血运行失调，心神失养。心主神明，为五脏六腑之大主，七情太过先伤心神，惊则气乱，恐则气下，思则气结，悲则气消，气为血之帅，气病血瘀，心失所养，心神不宁。久思伤脾，聚湿生痰，气血生化不足，心神失养。以上均可导致本病发生。

一、临床表现

主要为主观感受的心血管症状和神经系统失调症状，如心悸（心率为 100~120 次/分,或期前收缩）、呼吸困难（感觉气不够用而须作深呼吸或有叹息样呼吸）、心前区疼痛（与体力活动无关、情绪激动后可增重）、焦虑、紧张、嗜睡、头晕等。症状的发生与精神因素有关，在入睡前、刚醒时及情绪波动等状态下最易发作，过度劳累或情绪改变可加重症状。心前区痛的部位常不固定，多在左前胸乳部或乳下，也可在胸骨下或右前胸，以刺痛为主，每次数秒，或持续隐痛数小时或数天，体力活动当时常无疼痛发作，而在活动后或休息时出现疼痛。气短多在屋内人多或通风较差的地方发生，较长时间的叹息样呼气常导致血中二氧化碳浓度过低，出现四肢发麻、手足抽搐、头晕等呼吸性碱中毒症状。

二、诊断要点

1. 多见于女性。

2. 以心悸、心前区痛、气短或过度换气为主要表现。

3. 排除器质性心血管病变。

三、辨证施治

1. 辨证分型

（1）心脾两虚：头晕目眩，面色萎黄，心悸不寐，倦怠健忘，四肢酸软，腹胀便溏。舌质淡红、苔薄白，脉虚细。

（2）心血不足：心悸气短，易惊善恐，坐卧不宁，多梦易醒。舌质淡、苔薄白，脉虚数。

（3）阴虚火旺：五心烦热，盗汗，头昏耳鸣，急躁易怒，心悸不寐，口干喜冷饮。舌质红瘦、少苔或无苔，脉细数无力。

（4）气滞血瘀：胸胁胀痛或刺痛，善太息，喜怒无常，心悸在生气时加重。舌质暗或有瘀点、苔薄白，脉弦或涩。

2. 针灸治疗

治法：心脾气血不足者，治宜健脾养心、补气生血、养心安神，用补法；阴虚火旺者，治宜滋心肾之阴、降心之火，用平补平泻法；肝郁气滞者，治宜疏肝、柔肝、利胆，滋水涵木，用泻法。以任脉、督脉、手少阴经、手厥阴经穴为主。

主穴：心俞、膻中、内关、神门。

方义：心俞为心之背俞穴，能益心气、养心神；膻中为心包之募穴，又为气之会，能治疗各种气病，豁达胸膈；内关为心包之络穴，且通阴维脉，善治心之病，能调理胸膈之气机；神门系心之原穴，善养心安神定悸。四穴合用，局部与远端同时取穴，能够攻补兼施、调理气血、祛除病邪。

加减：心脾两虚者，加脾俞、足三里，以健脾养心；心血不足者，加膈俞、脾俞、三阴交，以滋养心血；阴虚火旺者，加太溪、照海、列缺，以滋阴降火；气滞血瘀者，加合谷、太冲、大陵、日月、膈俞，以行气化瘀。

操作：心俞、脾俞等背俞穴以补法为主；膻中向下平刺，使针感向下传导，用泻法；内关、神门、大陵、三阴交用平补平泻法；足三里、太溪、照海、列缺用补法；膈俞、合谷、太冲、日月用泻法。留针 30 分钟，每日 1 次，10 次为一疗程。

四、其他疗法

1. 耳针疗法

处方：心、神门、脑干、皮质下、脾。

操作：每次选 4 穴，双耳轮流使用，针刺得气后留针 30 分钟，隔日 1 次，10 次为一疗程。亦可用压丸法，每次选 3 或 4 穴，每 3 天换一次，嘱患者每日定时按压数次，使局部产生酸胀感。

2. 头针疗法

处方：顶颞后斜线、额旁 1 线。

操作：平刺得气后留针 30 分钟，每日 1 次，10 次为一疗程。

3. 腧穴注射疗法

处方：心俞、厥阴俞。

药物：5%当归注射液或 10%丹参注射液。

操作：每次选 1 穴（双侧），取上述任一种药液，每侧注入 1 mL。隔日 1 次，10 次为一疗程。

4. 皮肤针疗法

处方：夹脊、足太阳膀胱经第 1 侧线。

操作：用轻、中刺激手法，沿上述部位由上向下叩刺，以局部皮肤潮红为度。每日 1 次，10 次为一疗程。

5. 艾灸疗法

处方：内关、心俞、肝俞、膻中。

操作：用艾条温和灸或艾灸器灸，每次选 2 穴，每穴每次灸 30 分钟，以患者感到向体内透热为度，每日 1 次，10 次为一疗程。

五、文献摘要

《针灸甲乙经》：心痛善悲，厥逆，悬心如饥之状，心憺憺而惊，大陵及间使主之。邪在心，则病心痛，善悲，时眩仆，视有余不足而调其俞。心憺憺而善惊恐，心悲，内关主之。

《针经标幽赋》：胸满腹痛针内关，胁疼肋痛针飞虎。

六、医案

李某，男，38岁，教师。2020年4月10日初诊。主诉：心前区痛3天，加重1天。现病史：于3天前，在一次运动后突然感觉左侧胸痛。当日下午到校医务室检查：心、肺未见异常，左侧胸部压痛不明显。即服止痛药，晚上休息尚可。次日，起床后未再运动，但仍感胸部闷胀，阵发性刺痛，还能忍受，就坚持工作。今日上午端着一盆水向外倒时，感到左侧胸痛厉害，当即坐在地下未动，由同事们护送来医院急诊科。心电图报告未见异常。X线检查：心、膈、肺未见活动性病变。诊断：心前区痛待诊。上午8时许注射镇痛剂（吗啡），患者当时感觉疼痛缓解了一会儿，10时以后又发疼痛，患者要求转入针灸科治疗。体格检查：左肩关节内缘、前臂、左胸第3~6肋间，沿乳中线内侧压痛，患者双手握固，汗出，六脉弦滑。中医辨证：气滞胸痛。治则：宽胸，顺气，止痛。选穴：左内关、膺窗、乳根。针法：取半卧位，左上肢伸展，伸手仰掌。先针内关穴，用迎而夺之，使针感经前臂向胸部传导。次针膺窗、乳根，捻转行针，以局部有酸麻胀感为度。注意针刺深度，不宜深刺。起针后，患者当即感觉疼痛明显减轻，嘱其回家休息，若疼痛复发，随时来医院找值班医师处理即可。4月15日复诊时，患者述4月10日针后未发作疼痛，治愈。

七、小结

确诊本病前必须要做全面的心血管系统检查，以排除心血管的器质性病变。针灸对本病有良好效果，毫针、耳针、头针、皮肤针轮换使用，可进一步提高疗效。患者应调理情志，舒畅心情，消除顾虑，正确看待此病；积极培养自己的爱好和兴趣，以充实生活，减缓心理压力；参加体育运动，增强体质，改善心血管功能。

第四章

呼吸系统疾病

第一节　慢性支气管炎

慢性支气管炎是由感染或理化等因素长期刺激而致气管、支气管黏膜及其周围组织的慢性非特异性炎症。本病多发于秋冬两季，发病率随着年龄的增长而增高，老年患者较为多见，男性患者多于女性患者，患病率北方高于南方，农村高于城市。患者多有长期的吸烟、长期接触工业粉尘或刺激气体史，或有长期肺部疾病史。本病如不及时治疗，可导致慢性阻塞性肺气肿、慢性肺源性心脏病等，并可危及生命。本病属于中医学“内伤咳嗽”的范畴。

本病病位主要在肺，与肝、脾、肾有关，是由脏腑功能失调，内邪干于肺所致。或肺阴素亏，虚火内炽，灼伤肺津；或饮食不调，过食辛辣，灼伤肺胃；或脾失健运，水湿不化，变生痰浊，上输于肺；或肝失条达，气郁化火，肺受燔灼；或肾气亏虚，摄纳无权，或命门火衰，蒸化无力，变生痰饮，上凌于肺等。以上皆可致肺失清肃，宣降失司，气逆而咳。病深者可致肺、脾、肾、心等亏虚，重者致肺胀而危及生命。

一、临床表现

反复发作咳嗽、咳痰，部分伴喘息，每年发作累及 3 个月，并持续 2 年或 2 年以上。每年冬季或受凉感冒后发病，发病缓慢，病程较长，症状逐渐加重。轻者仅在晨起或晚睡眠时加重，咳痰稀薄或白黏；病情较重者，终年咳嗽，秋冬加剧，咳痰黄脓，有的甚至痰中带血。可伴有恶寒发热、头身疼痛等全身症状。听诊两肺可闻及散在的干、湿啰音，喘息型支气管炎可闻及哮鸣音，长期发作者，可有肺气肿体征出现。

二、诊断要点

1. 以反复发作性的咳嗽、咳痰或伴喘息为主要表现。

2. 排除心肺其他疾病（如肺结核、肺癌）。

3. X 线检查可见两肺纹理增多、增粗或呈网状增生。

4. 肺功能测定可出现轻度的阻塞性通气功能障碍。

5. 痰培养、痰涂片查找致病菌。

三、辨证施治

1. 辨证分型

（1）痰湿壅肺：咳嗽、咳痰反复发作，咳声重浊，痰多质黏、色白或灰色，晨起咳嗽明显，胸脘痞闷，呕恶食少，神疲倦怠。舌苔白腻，脉濡或滑。

（2）肝火犯肺：气逆而咳，咳嗽阵作，咳时胸胁引痛，痰少质黏，咳之难出，口苦咽干，症状常随情绪的波动而变化。舌尖偏红、苔薄黄少津，脉弦数。

（3）寒湿困脾：咳嗽、咳痰经久不愈，痰多易咳，质薄清稀，呈泡沫状，神疲食少，渴喜热饮，但饮不多。舌质淡、苔薄白，脉细或濡。

（4）肺肾阴虚：干咳，咳声短，痰少、黏稠不易咳出，午后黄昏为剧，口燥咽干，动则气喘，潮热盗汗，五心烦热，两颧潮红，形体消瘦，腰膝酸软，神疲乏力。舌质红、少津，脉细数。

2. 针灸治疗

治法：痰湿壅肺者，治宜健脾化湿、祛痰止咳，用平补平泻法；肝火犯肺者，治宜平肝降火、清肺止咳，用泻法；寒湿困脾者，治宜散寒化湿、健脾化痰，用补法或平补平泻法；肺肾阴虚者，治宜滋阴润肺、益肾止咳，针灸并用，用补法。以手足太阴经穴为主。

主穴：肺俞、太渊、三阴交。

方义：肺俞为肺之募穴，是肺脏经气输注于背部之腧穴，功能调理肺气、化痰止咳，肺气通调，清肃有权，咳嗽自止；太渊为手太阴肺经之原穴，是本脏原气经过和留止的腧穴，功能补肺益气、化痰止咳，肺俞、太渊两穴俞原合用，可清肺化痰；三阴交为肝、脾、肾三经之交会穴，功能疏肝健脾、理气化痰。

加减：痰湿壅肺者，加脾俞、丰隆、阴陵泉，以健脾化湿、祛痰止咳；肝火犯肺者，加行间、太冲、肝俞、阳陵泉，以平肝降火、清肺止咳；寒湿困脾者，加中脘、脾俞、阴陵泉以散寒化湿，健脾化痰；肺肾阴虚者，加肾俞、太溪、足三里、定喘，以滋阴润肺、益肾止咳。

操作：主穴以补法为主，背俞穴、太溪、足三里亦用补法，丰隆、行间用泻法，余穴用平补平泻法。常规针刺。

四、其他疗法

1. 耳针疗法

处方：肺、气管、神门、肾上腺、咽喉。

操作：针刺得气后，留针 20 分钟。亦可用压丸法，双耳同时取穴，嘱患者每日按压 2 或 3 次针刺得气后，每日 1 次，5 次为一疗程。

2. 腧穴贴敷疗法

处方：肺俞、天突、定喘、膻中。

药物：麻黄 15 g、杏仁 9 g、川乌 9 g、细辛 9 g、附子 9 g、川椒 9 g、白芥子 9 g、樟丹 120 g、香油 500 g、樟脑 9 g。

操作：中药除樟丹、樟脑外，余药入香油内，用火熬炭，去渣，入樟丹，以变色、滴水成珠为度，入樟脑，搅匀制药膏，针后贴于上述腧穴上，3 天一次，10 次为一疗程。

3. 腧穴注射疗法

处方：定喘、大杼、风门、肺俞。

药物：维生素 B_1 注射液或胎盘组织液。

操作：取上述任一种药液，每次 1 或 2 穴，选穴由上而下依次轮换，每穴注入药液 0.5 mL。隔日 1 次。

4. 艾灸疗法

处方一：大椎、肺俞、膏肓俞。

操作：选用麦粒灸法，灸上述腧穴。3~5 天一次，5 次为一疗程。

处方二：大椎、风门、肺俞、厥阴俞、心俞。

操作：选用隔姜灸法，灸上述腧穴，每穴灸 3 壮，每周灸 3 次，在每年夏季三伏天灸治，共灸 12 次。

5. 腧穴埋线疗法

处方：肺俞、脾俞、肾俞、膻中。

操作：局部麻醉，用三角缝合针将 0 号羊肠线穿埋于腧穴下肌肉层，每月 2 次，3 个月为一疗程，可连续 2 个疗程。

五、文献摘要

《灵枢·经脉》：肺手太阴之脉……是动则病，肺胀满，膨膨而喘咳……是主肺所生病者，咳，上气，喘渴……。

《针灸聚英》：咳嗽列缺与经渠，须用百壮灸肺俞，尺泽鱼际少泽穴，前谷解溪昆仑偎，膻中七壮不可少，再兼三里实相宜。

《针灸大成》：久咳不愈，肺俞、足三里、膻中、乳根、风门、缺盆。

六、医案

陈某，女，40 岁。2023 年 8 月 18 日初诊。患者 3 年前感冒发热治愈后，经常咽干喉痒，出现干咳无痰，未引起重视。之后病情逐渐加重，每逢进食辛辣之物则咽干舌燥甚至喉痛，干咳加重，经药物治疗效果不明显，近 3 个月咳嗽加重，痰少难咳，夜晚为甚，其舌质红、少苔，脉细数。诊为肺阴虚之咳嗽，取肺俞、大椎、风门为主穴，配尺泽、太渊、鱼际。主穴用平补平泻法，尺泽、鱼际用泻法，太渊用补法，每日 1 次，针后于主穴处拔罐，经一疗程 10 次治疗，诸症消失休息 1 周，又针治一疗程获满意疗效。

七、小结

年老体弱者应积极参加体育锻炼和耐寒锻炼，以增强体质，提高机体抗病能力预防本病发生。患者应注意防寒保暖，尤其是气候多变时，更应该避免受凉和过度劳累，预防感冒，减少本病的发生。戒烟，避免空气中有害气体和灰尘侵入，保持室内空气清新；积极治疗感冒的原发病，防止疾病进一步发展。

第二节 支气管哮喘

支气管哮喘是气道慢性炎症性疾病，常由于气管及支气管对各种刺激物的易感性增高，从而引起支气管平滑肌痉挛，黏膜充血、水肿和分泌增加而发病。本病可发于任何年龄和任何季节，尤以寒冷季节和气候骤变时多发，或接触某些过敏物质而诱发。本病属于中医学“哮证”“喘证”“痰证”范畴。

本病主要因痰饮伏肺而引发。凡感受风寒、风热，或触及花粉、烟尘、漆气、异味等均可致肺失宣肃，使津液凝聚酿为痰饮；饮食不当，脾失健运则聚湿生痰；每当气候突变，情志失调，劳累过度，食入海腥发物等而触引内伏之痰饮，痰随气升，气与痰结，壅塞气道，肺气上逆而发为哮喘。

一、临床表现

多数支气管哮喘患者在发作前，常有鼻咽发痒、咳嗽、胸闷等症状，典型发作时突感胸闷，呼吸困难，喉间哮鸣，咳嗽多痰。患者多被迫采取坐位，两手前撑，两肩耸起，严重者可有唇、指发绀，颈静脉怒张，冷汗淋漓。发作时间不一，短者数分钟，长者数小时甚至数日才逐渐缓解。发作停止前，先咳出大量黏液性痰，随即呼吸畅通，哮喘缓解。可有婴儿期湿疹史或家族过敏史。

发作时胸肺多数较为饱满，叩诊呈过度反响，听诊两肺布满哮鸣音。

二、诊断要点

1. 起病突然，胸部不适，气促，迅速发生。以发作性喉间哮鸣、呼吸困难，甚者喘息不得平卧为主要表现。

2. 心肺听诊　两肺布满哮鸣音，呼气延长，心率增快。

3. 血白细胞总数正常，嗜酸性粒细胞增高。

4. 可疑变应原皮肤试验常呈阳性。

5. X 线检查　发作时可见两肺透亮度增加，呈过度通气状态；缓解期多无明显异常。

三、辨证施治

1. 辨证分型

（1）寒饮伏肺：遇寒触发，胸膈满闷，呼吸急促，喉中痰鸣，咳痰稀白，初起多兼恶寒发热，头痛无汗，鼻流清涕。舌质淡、苔白滑，脉浮等。

（2）痰热壅肺：喘急胸闷，喉中哮鸣，声高息涌，痰黄质稠，咳吐不爽，发热口渴。舌质红、苔黄腻，脉滑数。

（3）肺脾两虚：咳喘气短，动则加剧，咳声低怯，痰多清稀，自汗畏风，神疲乏力，食少便溏。舌质淡、苔薄白，脉濡细。

（4）肺肾阴虚：短气而喘，咳嗽痰少，头晕耳鸣，口干咽燥，潮热盗汗。舌质红、苔少，脉细数。

（5）心肾阳虚：喘促短气，呼多吸少，畏寒肢冷，尿少水肿，甚则喘急不安，心悸烦躁，冷汗淋漓，四肢厥冷，唇甲青紫。舌质紫暗或有瘀点、瘀斑，苔薄白，脉沉细或微弱结代。

2. 针灸治疗

治法：寒饮伏肺者，治宜温肺散寒、止哮平喘，针灸并用，用泻法；痰热壅肺者，治宜清热润肺、化痰平喘，只针不灸，用泻法；肺肾阴虚者，治宜滋阴润肺、平降喘逆，多针少灸，用补法或平补平泻法；肺脾气虚者，治宜培土生金、扶正固本，针灸并用，用补法；心肾阳虚者，治宜补益心肾、温阳平喘，针灸并用，用补法。以肺之背俞穴、督脉穴为主。

主穴：肺俞、大椎、风门。

方义：肺俞是肺脏精气输注之处，可治呼吸道内伤外感诸疾。大椎属督脉经穴，是手足三阳经与督脉之交会处，又称诸阳经之会穴，有宣通一身阳气之功，故可宣阳解表、祛风散寒，又有宣肺平喘之效。风门属足太阳膀胱经穴，又是督脉与足太阳膀胱经之交会穴，针之可散风寒、泻邪热、调肺气、止咳平喘，灸之则有祛风散寒、温肺化痰、实腠固表之功。三穴同用，发作期可平喘，缓解期则有巩固疗效之作用。

加减：寒饮伏肺者，加太渊、尺泽、合谷、定喘，以疏风散寒、化痰平喘；痰热壅肺者，加尺泽、孔最、天突、膻中、丰隆，以清肺化痰、降气平喘；肺脾气虚者，加脾俞、中脘、足三里，以健脾益肺、化痰平喘；肺肾阴虚者，加肾俞、关元、太溪，以滋阴益肺、补肾纳气；心肾阳虚者，加心俞、肾俞、内关、关元，以温肾纳气、强心固脱。

操作：大椎向上斜刺，膻中向下沿皮刺，寒饮伏肺、心肾阳虚者主穴加灸；余穴常规针刺。对顽固性哮喘可施行瘢痕灸。严重发作者每日针刺 2 次或数次，缓解期每隔 1~2 天治疗一次。

四、其他疗法

1. 耳针疗法

处方：对屏尖、肾上腺、气管、皮质下、交感、枕。

操作：发作期每次选 3~5 穴，毫针强刺激，留针 30 分钟，每日 1 或 2 次；缓解期用弱刺激或用压丸法，隔日 1 次，10 次为一疗程。

2. 皮肤针疗法

处方：两侧胸锁乳突肌、第 7 颈椎至第 2 腰椎旁开 1.5 寸处足太阳膀胱经、鱼际至尺泽手太阴肺经。

操作：每个部位各叩击 15 分钟，循序叩刺，以皮肤潮红或微渗血为度。本法适用于发作期。

3. 腧穴贴敷疗法

处方：肺俞、膏肓俞、膻中、大椎、天突、肾俞。

药物：白芥子 30 g、甘遂 15 g、细辛 15 g、麻黄 12 g、肉桂 6 g 共研为细末。

操作：每次选 3~5 穴，用生姜汁把以上药品调成糊状，制成药饼如蚕豆大，敷于腧穴上，用胶布固定。贴 30~60 分钟后把药取掉，以局部红晕微痛为度。若起泡，消毒后挑破，涂甲基紫。本法在三伏天使用，适用于缓解期，有预防和减轻发作的作用。

4. 腧穴注射疗法

处方：发作期选天突、定喘、肺俞，缓解期选胸$_{1\sim7}$夹脊、肺俞、膏肓俞、脾俞、肾俞。

药物：0.1%肾上腺素注射液、胎盘组织液、黄芪注射液。

操作：根据病情选择上述任一种药液，每次选 3~5 穴，每穴注入药液 0.5~1 mL。每周 2 或 3 次。

5. 腧穴埋线疗法

处方：定喘、身柱、膻中、天突、肺俞。

操作：局部麻醉后，用三角缝合针将 0 号羊肠线埋于穴下肌肉层，每 10~15 天更换一次。

6. 腧穴割治疗法

处方：璇玑，膻中，鱼际，掌侧第 2、3 掌骨间隙，当示指与中指根部联合下 0.5~0.7 cm 处。

操作：局部皮肤常规消毒、麻醉后，用小尖头手术刀在割治部位皮肤划开 0.4~1 cm 长、0.4 cm 左右深的切口，挑挤出少量皮下脂肪，并剪去，注意切勿伤及神经和血管；然后用无菌凡士林纱布覆盖，包扎 5~7 天后解除。7~10 天割除一次，每次取 1 穴。第一次取璇玑、膻中；第二次取一只手的鱼际和掌侧第 2、3 掌骨间隙、当示指与中指根部联合下0.5~0.7 cm 处；第三次取另一只手的鱼际和掌侧第 2、3 掌骨间隙、当示指与中指根部联合下0.5~0.7 cm 处。

7. 艾灸疗法

处方：风门、肺俞、膏肓、脾愈、肾俞、关元、气海、足三里。

操作：每次选 3~5 穴，灸至皮肤潮红为度。每日 1 次，连续灸治 3~6 个月。本法适用于缓解期。

五、文献摘要

《备急千金要方》：天府，主上气喘不得息……扶突，主咳逆上气，咽中鸣喘……天池，主上气喉鸣……肾俞、肺俞，主喘咳少气百病。

《针灸资生经》：凡有哮喘者，为按肺俞，无不酸痛，皆为缪刺肺俞，令灸而愈。

《针灸聚英》：喘，灸中府、云门、天府、华盖、肺俞。

《针灸大成》：哮吼嗽喘，俞府、天突、膻中、肺俞、足三里、中脘、膏肓、气海、关元、乳根……喘息不能行，中脘、期门、上廉。

《类经图翼》：诸喘气急，天突、璇玑、华盖、膻中、乳根、期门、气海、背脊中第七椎骨节下穴，灸三壮神效。

六、医案

张某，男，57 岁。2022 年 6 月 3 日初诊。主诉：咳嗽痰喘已 20 余年。现病史：1996 年患感冒愈后，时有咳嗽，由于年轻体健，未重视治疗。自 2007 年以后，每年冬季，咳喘加重，吐痰量多，入夜喘甚，喉中痰鸣，倚息难卧。经胸部 X 线检查，诊断为慢性支气管炎并发肺气肿。经常服用中西药物，效果均不明显。故前来针灸治疗。体格检查：脉濡细，舌质淡、苔薄白，呼吸喘促，吐痰量多、清稀（日量 800~1 000 mL）。听诊两肺可闻及哮鸣音。此乃肺脾两虚，诊断为喘息型慢性支气管炎并发肺气肿。治疗以大椎、肺俞、风门为主穴，配脾俞、中脘、足三里、丰隆、定喘。每日或隔日针灸 1 次，背部腧穴针后加拔火罐，中脘、足三里针灸并用（温针灸），从 6 月初到 10 月先后共针灸治疗 40 余次，诸症悉除，获得明显效果。

七、小结

针灸治疗本病有较好的疗效，在急性发作期以控制症状为主，在缓解期以扶助正气、提高抗病能力、控制或延缓急性发作为主。哮喘发作持续 24 小时以上，或经针灸治疗 12 小时以上仍未能控制者，易导致严重缺氧、酸碱平衡破坏及电解质紊乱，出现呼吸、循环衰竭，宜采取中西医综合治疗。患者平时应积极锻炼身体，增强体质，提高抗病能力；认真查找过敏源，避免接触而诱发；防寒保暖，力戒烟酒，不吃或少食肥甘厚腻之品及海腥发物。

第三节　肺炎

肺炎是指各种致病因素引起肺实质炎症的一种呼吸系统疾病。病因以感染最常见，故本节主要讨论感染性肺炎。其临床主要症状为寒战、高热、咳嗽、咳痰、胸痛等。

据估计我国每年约有 250 万人患肺炎，年发病率约为.2/1 000，病死率为 5%~10%。肺炎在临床上的分类方法：按感染场所不同，可分为社区获得性肺炎和医院内获得性肺炎；按病理解剖学分类可分为大叶性、小叶性和间质性肺炎；按病因学分类可分为细菌、病毒、支原体、真菌、立克次体、衣原体和原虫等感染性肺炎。为有利于治疗，目前诊断多先按感染场所，再按病因学分类。肺炎病原体以细菌常见，成人中约占80%，在儿童虽然病毒性肺炎增加，但细菌性肺炎仍在70%左右。

肺炎属于中医学“风温”“肺热病”“咳嗽”“肺炎喘嗽”范畴。

一、病因病机

肺炎的中医病因主要是正虚抗邪能力下降和感受风热病邪。多因素禀正气不足，肺气失于固密，或寒温失调，起居不慎而致肺卫卫外功能减弱时，均可导致外邪乘虚侵入而发病。肺炎属于中医学“风温”“肺热病”范畴。《温热经纬·陈平伯外感温病篇》说：“风温为病，春月与冬季居多，或恶风，或不恶风，必身热，咳嗽，烦渴”。《素问·刺热篇》曰：“肺热病者，先淅然厥，起毫毛，恶风寒，舌上黄，身热。热争则喘咳，痛走胸膺背，不得太息，头痛不堪，汗出而寒。”肺热病与风温病症状相似，因此常合称风温肺热病。

1. 病因

（1）寒温失调、劳倦或醉后当风，或素体虚弱，或病后体虚，正气不足，肺卫不固者，最易感受风热病邪。

（2）风热病邪从口鼻而入，乘虚侵犯肺经。

2. 病机　按其病变过程，有以下几种病机变化。

（1）邪犯肺卫，卫气被遏，肺失宣降：可见畏寒、寒战、高热、头痛、身痛、咳嗽、咯黏液性痰等。

（2）痰热壅肺，肺气不利：见身热不恶寒，咳嗽，气促，鼻煽，痰黄，或痰中带血或铁锈痰、胸痛等。

（3）邪气过盛，正不胜邪，邪气入里，内传营血：则面唇青紫或衄血发斑；甚至邪热内陷、逆传心包、蒙闭心窍，出现神昏谵语或昏聩不语。

（4）邪热郁闭不宣，热深厥深，四肢厥冷：邪热太盛，正气不支，或汗出太过，阴液骤耗，正不胜邪则汗出肢冷，脉微欲绝。

（5）气虚阴伤，余邪未清：可见低热，手足心热或口舌干燥，神疲体倦，气短懒言之证候。

本病病位主要在肺，病因为风热病邪，病机以痰热交阻、肺失宣肃为主要变化。在一般情况下，经过卫、气分阶段，病邪即可逐渐解除。若邪气过盛，则内传营血，或正不胜邪，出现阴竭阳脱。若治疗得当，邪退正复，可见热病恢复期气虚阴伤之象。

二、临床表现

（一）症状

1. 病史　肺炎球菌性肺炎常有受寒、劳累、雨淋等诱因或伴慢性阻塞性肺疾病、心力衰竭等基础疾病。金黄色葡萄球菌性肺炎多见于老人和小儿，常继发于流感、麻疹等呼吸道病毒感染或继发于皮肤疮疖等感染。革兰阴性杆菌性肺炎常见于年老、嗜酒、久病体弱、慢性肺部疾病、长期使用抗生素或免疫抑制剂者。支原体性肺炎好发于儿童及青少年，常有家庭、学校或兵营中的小流行。病毒性肺炎多发于婴幼儿，也可见于老年体弱者，常有病毒感染病史。军团菌肺炎一般为流行性，也可散发，易发生于中老年，尤其是激素治疗的患者。

2. 典型症状　主要表现为高热，寒战，体温可达 39～40℃，胸痛，咳嗽，气急，咳痰。肺炎球菌性肺炎痰呈铁锈色；金黄色葡萄球菌性肺炎痰呈脓性或脓血性；肺炎杆菌性肺炎痰呈脓性或棕红胶冻状；绿脓杆菌性肺炎痰呈绿色脓痰；厌氧菌性肺炎痰常伴臭味；支原体肺炎可有少量黏液或血痰；病毒性肺炎咯少量黏痰；军团菌肺炎则咯少量黏液痰或血丝痰。重症肺炎可有神经系统症状如神志模糊、烦躁不安、嗜睡、谵妄、昏迷等。

（二）体征

肺炎球菌性肺炎、金黄色葡萄球菌性肺炎、肺炎杆菌性肺炎等细菌性肺炎典型者，其患侧胸部叩诊呈浊音，语颤及语音增强，听诊可闻及管状呼吸音和湿啰音或胸膜摩擦音。支原体肺炎和病毒性肺炎的肺部体征多不明显，少数患者偶有干湿啰音。危重患者有不同程度的意识障碍、面色苍白、发绀、伴有休克者可见血压下降及四肢湿冷、少尿或无尿、脉速而细弱等表现。

（三）常见并发症

肺炎常见并发症主要有肺水肿、肺脓肿、脓胸、脓气胸、呼吸衰竭、中毒性心肌炎、脑膜炎。

三、实验室和其他辅助检查

（一）血常规检查

肺炎球菌性肺炎、金黄色葡萄球菌性肺炎、肺炎杆菌性肺炎等细菌性肺炎白细胞总数增加，中性粒细胞比例显著增高，伴核左移或有中毒颗粒。支原体肺炎和病毒性肺炎白细胞数多正常或略增多。

（二）痰检查

肺炎球菌革兰染色为阳性双球菌，金黄色葡萄球菌亦为革兰染色阳性球菌，肺炎杆菌及绿脓杆菌为革兰染色阴性杆菌。痰培养可确定致病菌，支原体肺炎痰培养分离出肺炎支原体则可确诊，病毒性肺炎痰细胞检查胞质内可出现包涵体，病毒分离有助于明确诊断。

（三）血清学检查

血清肺炎支原体、肺炎衣原体、嗜肺军团菌抗体滴度呈 4 倍或 4 倍以上变化（增高或降低），同时肺炎支原体抗体滴度（补体结合试验）≥1 ∶ 64，肺炎衣原体抗体滴度（微量免疫荧光试验）≥1 ∶ 32，嗜肺军团菌抗体滴度（间接荧光抗体法）≥1 ∶ 128；嗜肺军团菌 Ⅰ 型尿抗原检测（酶联免疫测定法）阳性；血清流感病毒、呼吸道合胞病毒等抗体滴度呈 4 倍或 4 倍以上变化（增高或降低）。符合以上情况时均可确诊。

（四）X 线检查

肺炎球菌性肺炎的早期 X 线胸片可见均匀的淡影，大叶实变为片状均匀致密阴影，多呈叶、段分布。金黄色葡萄球菌性肺炎早期可呈大片絮状、密度不均的阴影，呈支气管播散，在短期内病灶迅速扩大，呈蜂窝状改变伴空洞，常伴脓胸或气胸。肺炎杆菌性肺炎呈大叶性肺炎样实变，以上叶多见，水平叶间隙下坠，有不规则透亮坏死区。绿脓杆菌性肺炎病变多呈两侧中、下肺野散在性结节状阴影。流感嗜血杆菌性肺炎表现为支气管肺炎，也可呈大叶性分布。军团菌性肺炎早期病变为单侧小片状边缘模糊的浸润性病变，随病情发展而扩大呈一叶或多叶实变，可有少量胸腔积液，少数有空洞形成。厌氧菌性肺炎多见两下肺底纹理增多粗乱，夹杂有边缘模糊的斑片状阴影，脓肿形成时可见有液平面。支原体肺炎多数呈片絮状肺段性浸润，密度淡而均匀、边缘模糊的阴影，往往由肺门向外延伸，以肺下野为多见。病毒性肺炎的X线胸片呈斑点状、片状或密度均匀的阴影，也可见有弥漫性结节性浸润，多位于两下2/3肺野。立克次体肺炎可见两下肺出现片絮状边缘模糊阴影，也可呈节段性或大叶性实变。

四、诊断要点

（一）肺炎的诊断依据

1. 新近出现的咳嗽、咳痰或原有呼吸道疾病症状加重，并出现脓性痰，伴或不伴胸痛。

2. 发热。

3. 肺实变体征和（或）闻及湿性啰音。

4. WBC>10×10^9/L或<4×10^9/L，伴或不伴细胞核左移。

5. 胸部X线检查显示片状、斑片状浸润性阴影或间质性改变，伴或不伴胸腔积液。

以上第1~4项中任何1项加第5项，并除外肺结核、肺部肿瘤、非感染性肺间质性疾病、肺水肿、肺不张、肺栓塞、肺嗜酸性粒细胞浸润症及肺血管炎等后，可建立临床诊断。

6. 痰培养及免疫血清试验等检查可明确病原体。

（二）重症肺炎诊断标准

出现下列征象中1项或以上者可诊断为重症肺炎，需密切观察，积极救治，有条件时，建议收住ICU治疗：

1. 意识障碍。

2. 呼吸频率≥30次/分。

3. PaO_2<60 mmHg，PaO_2/FiO_2<300，需行机械通气治疗。

4. 动脉收缩压<90 mmHg。

5. 并发脓毒性休克。

6. X 线胸片显示双侧或多肺叶受累，或入院 48 小时内病变扩大≥50%。

7. 少尿　尿量<20 mL/h，或<80 mL/4h，或肾衰竭需要透析治疗。

五、鉴别诊断

（一）肺结核

浸润性肺结核与肺段性肺炎容易混淆，尤其是病原菌尚不清楚时诊断较为困难，但肺结核多发病缓慢，一般有轻度毒血症状：午后潮热、盗汗、消瘦，咳嗽较轻，痰呈白色黏液或带少量脓性，可有血痰或咯血，X 线表现病灶新旧不一，好发在肺的上叶后段及下叶背段。干酪性肺炎多先有长期发热、乏力、消瘦等症状，一般情况差，X 线呈大片密度增高阴影，其中有多个不规则的无壁空洞，并可见支气管扩张灶。结核菌素试验为强阳性，痰内找结核菌可明确诊断。抗结核治疗有效。

（二）支气管肺癌

常以阻塞性肺炎的形式出现，其早期 X 线征象类似于灶性肺炎，但患者年龄较大，常有吸烟史，中毒症状不明显，有刺激性咳嗽、咯血等症状，明显消瘦。其引起的阻塞性肺炎常呈叶、段分布，往往伴有肺门淋巴结肿大或肺不张，痰脱落细胞、X 线体层、CT、支气管纤维镜检查有助于诊断。

（三）渗出性胸膜炎

本病发热症状不如肺炎明显，无血痰，血常规检查白细胞多正常或稍增加，大量胸腔积液时可发生纵隔移位，叩诊浊音，听诊呼吸音减弱或消失，胸部 X 线检查可见外高内低弧形积液阴影，胸腔穿刺可抽出积液。

（四）肺栓塞

临床症状与肺炎颇类似，表现为突然发病，剧烈胸痛，与肺部体征不相称的呼吸困难、咯血、干咳及胸痛，可有休克、昏厥、发作性或进行性充血性心力衰竭等症状，常发生于外科手术、外伤、分娩、心脏病（心房纤颤）及动、静脉炎者，无寒战、高热，咯血常为整口鲜血。血常规检查白细胞数呈中度增加，经胸片、心电图、血气分析、血液生化不能确诊，则需肺灌注和通气核素显像、肺动脉造影。

（五）传染性非典型肺炎

在流行病学方面：与发病者有密切接触史，或属受传染的群体发病者之一，或有明确传染他人的证据，或发病前 2 周内曾到过或居住于报告有传染性非典型肺炎疫情的地区。临床表现起病急，以发热为首发症状，体温一般>38℃，偶有畏寒；可伴有头痛、关节酸痛、肌肉酸痛、乏力、腹泻；常无上呼吸道卡他症状；可有咳嗽，多为干咳、少痰，偶有血丝痰；可有胸闷，严重者出现呼吸加速、气促，或明显呼吸窘迫。肺部体征不明显，部分患者可闻及少许湿啰音，或有肺实变体征。外周血白细胞计数一般不升高，或降低；常有淋巴细胞计数减少。胸部 X 线检查可见肺部有不同程度的片状、斑片状浸润性阴影或呈网状改变，部分患者进展迅速，呈大片状阴影；常为多叶或双侧改变，阴影吸收消散较慢；肺部阴影与症状、体征可不一致。使用抗生素无明显疗效。

（六）肺脓肿

急性起病，发热、咳嗽、胸痛，有大量脓臭痰，X 线影像学显示脓腔和液平。

（七）非感染性肺部浸润

须排除肺纤维化、肺水肿、肺不张、肺血管炎等非感染性肺部浸润。

六、治疗

肺炎由于病原菌不同，临床症状轻重不一，治疗有所选择。对体质较好、病情较轻者，特别是病毒性肺炎，一般可单纯用中医药进行治疗，但对年老体弱、免疫力较低、感染较重和重症肺炎者，除密切注意病情变化外，由于病情较危重，应积极予以中西医结合治疗，肺炎后期可使用中医药调理，促进病灶吸收，防止机化，增强机体免疫力，使患者早日康复。

（一）辨证治疗

肺炎多系风热之邪袭肺所致，病变部位在肺，传变规律及辨证治疗大多遵循温病的卫气营血。卫气营血辨证是本病提高治愈率、防止变证的关键。风热与痰热是本病中心环节，故疏风清热化痰是基本治疗大法。若见阳明腑实证，当肺胃同治；若逆传心包，当凉营清心，豁痰开窍；若正不胜邪，热毒内陷，阴竭阳脱，亟当回阳救阴，益气固脱。后期阶段，邪热已退而肺胃津伤未复的，则宜甘寒清养肺胃之阴。

1. 邪袭肺卫

证候特点：发病急骤，发热，恶寒，无汗或少汗，咳嗽，痰白或黄，口渴，舌边尖红，苔薄白或微黄，脉浮数。

治法：辛凉解表，宣肺化痰。

推荐方剂：桑菊饮合银翘散加减。

基本处方：金银花 15 g，连翘 15 g，桑叶 10 g，菊花 10 g，薄荷 6 g（后下），桔梗 10 g，牛蒡子 10 g，芦根 15 g，杏仁 12 g，生甘草 6 g。每日 1 剂，水煎 2 次，分 2 次服；病重者每日 2 剂，每隔 6 小时服 1 次。煎药时间不宜过长，以汤药“香气”大出为度。

加减法：肺热内盛加鱼腥草、大青叶、黄芩以清泄肺热；口渴明显加天花粉、南沙参以清热生津；痰黄黏稠加浙贝母、天竺黄以清热化痰；咽痛明显加板蓝根、山豆根以清热利咽。

2. 痰热壅肺

证候特点：发热，咳嗽，痰多痰鸣，痰黏或黄或带血，胸痛，气粗而喘，口渴烦躁，小便黄赤，大便干燥，舌红苔黄腻，脉弦滑数。

治法：清热化痰，宣肺平喘。

推荐方剂：麻杏石甘汤合苇茎汤加减。

基本处方：麻黄 9 g，生石膏 30 g，苇茎 18 g，杏仁 12 g，桃仁 12 g，薏苡仁 20 g，冬瓜仁 15 g，甘草 6 g，虎杖 20 g，全瓜蒌 15 g，黄芩 15 g。水煎服，每日 2 剂，每隔 6 小时服 1 次。

加减法：痰热壅盛加鱼腥草、桑白皮、金银花、浙贝母以加强清热化痰解毒之力；咯血加侧柏叶、白茅根以凉血止血；胸痛加郁金、丝瓜络以活络止痛；腑实便秘加生大黄（后下）或玄明粉冲服以通腑泄热；表证未解，仍有恶寒、发热则用生麻黄，若表证已解，可用炙麻黄。

3. 热入心包

证候特点：灼热夜甚，烦躁，神昏谵语，气促，痰鸣肢厥，舌红绛，脉弦滑数。

治法：清心泄热，豁痰开窍。

推荐方剂：清营汤合菖蒲郁金汤加减。

基本处方：水牛角 30 g（先煎），生地黄 30 g，牡丹皮 12 g，玄参 20 g，黄连 10 g，金银花 30 g，连翘 20 g，浙贝母 12 g，石菖蒲 10 g，郁金 15 g，鲜竹沥 50 mL（冲服），人工牛黄粉 1 g（冲服）。水煎服，每日 2 剂，分 4 次服。

加减法：高热烦躁为主可加安宫牛黄丸 1 丸化开冲服以清心解毒开窍安神；神昏谵语为主可服至宝丹 1 丸以化痰开窍；高热痉厥为主可加服紫雪丹 1 丸以镇痉开窍，清热解毒；兼腑实便秘加大黄（后下）或玄明粉冲服以通腑泄热醒神。

4. 正虚欲脱

证候特点：体温骤降，额出冷汗，面色苍白，口唇青紫，呼吸短促，脉微细。

治法：回阳救逆，益气养阴。

推荐方剂：参附汤合生脉散。

基本处方：高丽参 9 g（另炖），熟附子 15 g，麦门冬 12 g，五味子 9 g，山茱萸 15 g。水煎服，每日 2 剂，分 4 次服。

加减法：大汗淋漓者加煅龙骨、煅牡蛎以敛汗固脱。临床上即可用参附注射液 20 mL 加入 5%葡萄糖注射液 20 mL 或 0.9%生理盐水 20 mL，静脉推注。

5. 正虚邪恋

证候特点：低热不退，咳嗽减而未止，痰少黏稠不爽，神疲乏力，气短懒言，或口渴烦躁，舌红而裂，少苔，或舌淡而少津，脉细数或无力。

治法：益气养阴，润肺化痰。

推荐方剂：麦门冬汤合泻白散加减。

基本处方：太子参 30 g，沙参 15 g，麦门冬 15 g，生地黄 20 g，石斛 15 g，杏仁 12 g，川贝母 10 g，桑白皮 15 g，地骨皮 15 g。每日 1 剂，水煎服。

加减法：低热不退加白薇、银柴胡以清虚热；纳呆加生谷芽、生麦芽、炙鸡内金以消导开胃；痰黏难咯加瓜蒌皮以清化痰热；腹胀加佛手、香橼皮以行气消胀。

（二）其他治疗

临床上治疗肺炎除按辨证论治口服汤药外，视具体情况可同时配合其他治疗，如口服中成药，或联用静脉滴注等，多种剂型或多种治疗方法同时使用。

1. 中成药

（1）银翘解毒片：疏风解表，清热解毒。适用于肺炎初期，邪在肺卫者。每次 4 片，每日 2 或 3 次，使用 3~5 天。

（2）羚羊清肺丸：清肺利咽，清瘟止嗽。适用于痰热郁肺之肺炎者。每次 1 丸，每日 3 次，使用5~7 天。

（3）金荞麦片：清热解毒，排脓祛瘀，祛痰止咳平喘。适用于痰热壅肺之肺炎者。每次 5 片，每日 3 次，使用 7 天。

（4）蛇胆川贝液：祛风止咳，除痰散结；适用于风热咳嗽痰多之肺炎者。每次 10 mL，每日 2 次，7 天为一疗程。

（5）蛇胆陈皮液：顺气，止咳，化痰。适用于痰浊阻肺咳喘、痰多之肺炎。每次 10 mL，每日 3 次，7 天为一疗程。

（6）清开灵注射液：清热解毒，化痰通络，醒神开窍。适用于肺炎之痰热盛或热入心包者，症见：发热、咳嗽、咯痰不爽、口渴、舌红、苔黄等。可予清开灵注射液，一日20~40 mL，以 5%葡萄糖注射液 250 mL 或氯化钠注射液 250 mL 稀释后静脉滴注，1 日 1 次。5~7 天为一疗程。

（7）痰热清注射液：清热，解毒，化痰。适用于急性肺炎痰热阻肺证。每次20~30 mL 加入 5%葡萄糖注射液 250 mL 或 0. 9%氯化钠注射液 250 mL 静脉滴注，1 日 1 次。5~7天为一疗程。

（8）热毒宁注射液：清热，疏风，解毒。用于肺炎属于风热者。一次 20 mL，以 5%葡萄糖注射液或 0. 9%氯化钠注射液 250 mL 稀释后使用，滴速为每分钟 30~60 滴，1 日 1 次。

（9）醒脑静注射液：清热泻火，凉血解毒，开窍醒脑。适用于肺炎热盛或热入营血神昏者。可予醒脑静注射液 20 mL 加入 5%葡萄糖注射液 250 mL 中静脉滴注，1 日 1 次。7 天为一疗程。

（10）血必净注射液：化瘀解毒。用于温热类疾病，症见：发热、喘促、心悸、烦躁等瘀毒互结证；适用于因感染诱发的全身炎症反应综合征；也于多器官功能失常综合征的脏器功能受损期可配合治疗。全身炎症反应综合征：50 mL 加 0.9%氯化钠注射液 100 mL 静脉滴注，在 30～40 分钟内滴毕，一天 2 次。病情重者，一天 3 次。多器官功能失常综合征：100 mL 加 0.9%氯化钠注射液 100 mL 静脉滴注，在 30～40 分钟内滴毕，一天 2 次。病情重者，一天 3 或 4 次。

（11）丹参注射液：活血化瘀，适用肺炎见有瘀血者，特别肺炎后期，炎症吸收不良者。10～20 mL 加入 5%葡萄糖注射液 250 mL 中静滴，1 日 1 次。7 天为一疗程。

（12）参麦注射液：益气固脱，养阴生津，生脉。适用于肺炎气阴欲脱者或后期气阴两虚者。以 50 mL 加入 5%葡萄糖注射液 250 mL 静滴，1 日 1 次，7～10 天为一疗程。

（13）黄芪注射液：益气养元，扶正祛邪，养心通脉，健脾利湿。适用于肺炎后期以气虚为主者。以 10～20 mL 加入 5%葡萄糖注射液 250 mL 中静滴，1 日 1 次。7～10 天为一疗程。

（14）参附注射液：回阳救逆，益气固脱。适用于肺炎出现阳气暴脱的厥脱证和气阳虚者。静滴：一次20～100 mL，用 5%～10%葡萄糖注射液 250～500 mL稀释后使用；或静脉推注：一次 10～20 mL，用5%～10%葡萄糖注射液 20 mL 稀释后使用。

2. 针灸

（1）风温犯肺

①取穴：合谷、曲池、外关、大椎。热甚加外关、合谷；咽痛加少商。

②操作：用泻法。留针 20 分钟，5 次为一疗程。

（2）痰热壅肺

①取穴：合谷、曲池、尺泽、少商、肺俞。若热郁胸膈而烦躁者，加膈俞；痰热结胸者，加丰隆；大便不通者，加天枢、上巨虚。

②操作：用泻法。留针 20 分钟，5 次为一疗程。

（3）热毒内陷

①取穴：郄门、神门、曲泽、膈俞、血海，若邪甚蒙闭心包，神昏者加水沟，也可刺水沟、十宣、曲池、委中放血。

②操作：用泻法。留针 20 分钟，5 次为一疗程。

（4）正气暴脱

①取穴：水沟、内关，用补法，百会、气海、关元用大艾炷灸。

②操作：水沟、内关，用补法，百会、气海、关元用大艾炷灸。留针 30 分钟，5 次为一疗程。

（5）正虚邪恋

①取穴：肺俞、膏肓俞、太渊、太溪、三阴交。低热不退加内关；痰多纳呆加足三里、中脘。

②操作：用平补平泻法。留针 20 分钟，5 次为一疗程。

3. 穴位注射

适应证：大叶性肺炎。

方法：取双侧肺俞、大椎穴，用 4.5 或 5 号皮试针头吸入注射用水，常规消毒后，快速刺入穴位肌层，上下提插，待局部有酸麻胀感，回抽无血时分层推注，初次注射肺俞穴 1 mL，1 小时后再注 1 次2～3 mL，大椎穴 1 mL，以后每日 2 次至痊愈为止。

疗程：7 次为一疗程。

4. 拔罐法

适应证：用于肺炎恢复期病灶吸收不良者。

方法：取风门、肺俞、膏肓俞、肺部有湿啰音处，按拔火罐常规操作，每日治疗 1 次。

疗程：5 次为一疗程。

5. 药熨法

适应证一：迁延性肺炎。

方法：二子萸附方（苏子、白芥子、芫荑、香附各 30 g，细辛 10 g，食盐 30 g，食醋少许）。上药用铁锅在炉上翻炒至芳香灼手，装入柔软布袋内，立即在脊柱及两旁或啰音密集处来回推熨。开始可隔衣而熨，待温度下降，再直接熨于皮肤上，每日 2 次。

疗程：7 天为一疗程。

适应证二：肺炎之痰浊阻肺者。

方法：三子养亲方（苏子、莱菔子各 60 g，白芥子 30 g）。各药混合炒热，布包熨背部。每日 2 次。

疗程：7 天为一疗程。

6. 灌肠疗法

适应证：肺炎之痰热壅肺者。

方法：麻杏石甘汤灌肠液（麻黄 10 g，石膏 50 g，杏仁 10 g，甘草 5 g）。水煎取汁约 200 mL 灌肠，药温 30℃左右，每日灌肠 1~2 次。

疗程：5 天为一疗程。

（三）西医治疗

对于感染引起的肺炎，可针对病原菌选择相应的抗生素治疗。临床上对年老、婴幼儿、体质虚弱及感染较重者，需配合西医治疗，除积极抗感染外，同时注意对症处理和支持疗法。对出现休克、呼吸衰竭和心力衰竭者，应及时抢救。

1. 抗生素治疗

经验性治疗：首先根据地区病原体流行病学、年龄、基础疾病、有无误吸、社区或医院获得、严重程度、以前抗生素疗效，选择覆盖可能病原体的抗生素。

病原体治疗：3~5 天后根据呼吸道标本培养报告和药敏试验结果调整选择经验治疗方案。

根据抗生素药代动力学和药效动力学（PK/PD）特点进行临床应用。

社区获得性肺炎：多选择大环内酯类+第二代头孢菌素或 β-内酰胺类/β-内酰胺酶抑制剂;呼吸喹诺酮类。

医院获得性肺炎：多选择氟喹诺酮类或氨基糖苷类+抗绿脓杆菌 β-内酰胺类或 β-内酰胺类/β-内酰胺酶抑制剂、碳青霉烯类+万古霉素。

抗生素治疗 72 小时后评估疗效，如无效则考虑以下可能：①抗生素未覆盖致病菌或致病菌对所用抗生素耐药。②病变系由特殊病原体如结核杆菌、真菌、病毒引起。③患者出现并发症如免疫抑制、营养不良，痰栓堵塞支气管，炎症引流不畅。④肺部浸润系非感染因素导致。

肺炎抗生素治疗如下。

（1）肺炎球菌肺炎治疗：青霉素 G 静滴，热退 3 天可改口服，疗程 7~10 天左右。如患者对青霉素耐药，则选用氟喹诺酮类、头孢曲松或万古霉素。对青霉素过敏者，可选用红霉素每日 1.2 g；阿奇霉素每日 0.5 g；克林霉素每日 1.2~2.4 g；左氧氟沙星每日 0.3~0.5 g，静脉滴注。

（2）金黄色葡萄球菌性肺炎治疗：目前葡萄球菌对青霉素 G 耐药率达 95%，故一般首选新青霉素Ⅱ每日 4~6 g，分次静脉滴注；或用头孢噻吩每日 2~4 g,头孢呋辛每日 3 g，分次静注或静滴；对青霉素及头孢类过敏者可选用克林霉素每日 1.2~2.4 g，分次静滴，或氟喹诺酮类。对甲氧西林耐药的金黄色葡萄球菌（MRSA）则应选用万古霉素每日 1~2 g，分次静滴，或替考拉宁或利奈唑胺等。

（3）革兰阴性杆菌肺炎治疗

①对于肠杆菌科细菌（大肠杆菌、肺炎克雷白杆菌、阴沟杆菌、产气杆菌）可选用第三、第四代头孢菌素、氟喹诺酮类联合氨基糖苷类抗生素。

②对于产生超广谱 β-内酰胺酶的菌株（大肠杆菌、肺炎克雷白杆菌）选用碳青霉烯类抗生素。

③不动杆菌属感染选用 β-内酰胺类抗生素联合 β-内酰胺酶抑制剂（头孢哌酮-舒巴坦、哌拉西林-他唑巴坦）。

④假单胞菌属感染选用头孢他啶、头孢哌酮或环丙沙星联合氨基糖苷类抗生素。

⑤产头孢菌素酶 AmpC 革兰阴性杆菌选用头孢吡肟治疗。

⑥嗜麦芽窄食单胞菌感染选用 β-内酰胺类抗生素/β-内酰胺酶抑制剂联合制剂（头孢哌酮-舒巴坦）+米诺环素。

（4）流感嗜血杆菌性肺炎治疗：可用氨苄西林 1 日 6~8 g，分次静滴。目前由于对氨苄西林耐药日趋普遍，已不主张作为首选用药，主张用二代或三代头孢菌素治疗较为适当。

（5）军团菌肺炎治疗：首选红霉素 1 日 1~2 g，口服，重症患者可静脉滴注加用利福平 0.45 g 口服，也可选用阿奇霉素、四环素、多西环素、环丙沙星、左旋氧氟沙星。

（6）厌氧杆菌性肺炎治疗：首选青霉素 G，一般剂量每日 480 万 U~640 万 U，重症者可加大至1 000万 U，静脉滴注；也可选用克林霉素 1 日 1.2~1.8 g，分次静滴，或与甲硝唑、替硝唑联用。

（7）支原体肺炎治疗：可选用阿奇霉素、红霉素或喹诺酮类（如莫西沙星）。红霉素 1 日 1~1.5 g，或四环素 1 日 1.0~2.0 g，分次口服，也可静滴。

（8）立克次体肺炎治疗：可选用四环素、多西环素、红霉素。首选四环素，每日 4 次，每次 0.5 g。

（9）病毒性肺炎治疗

①利巴韦林（病毒唑）有广谱抗病毒作用。

②阿昔洛韦抗疱疹病毒。

③更昔洛韦治疗巨细胞病毒感染。

④奥司他韦为神经氨酸酶抑制剂，治疗流感病毒感染。

⑤金刚烷胺用于流感病毒感染治疗。

（10）肺念珠菌病：选择氟康唑、两性霉素 B 抗念珠菌治疗。

（11）肺曲菌病治疗：选用伏立康唑和两性霉素 B、卡泊芬净，变态反应型加用糖皮质激素。

（12）卡氏肺囊虫肺炎：治疗选用复方磺胺甲基异噁唑等。

2. 对症治疗　高热者可用冰袋敷前额，酒精拭浴，慎用解热镇痛药。有气急发绀等缺氧症状者，以鼻导管吸氧。干咳剧烈者，可用喷托维林（咳必清）25 mg，每日 3 次，或可待因 15~30 mg，每日 2 或 3 次。咳嗽痰多，则不宜用镇咳剂而要用祛痰剂，可选用氯化铵、安普素、强力稀化粘素、羧甲司坦片等口服。

3. 休克型肺炎的治疗　肺炎并发休克时，必须紧急处理，尽快进行抗休克治疗，使之恢复正常。

（1）抗感染：抗生素的应用应遵循早期、足量、广谱和有效的原则，选用的抗生素抗菌谱应足以覆盖常见致病菌，应选用强效广谱的抗菌药物或联合用药，包括对革兰阳性和阴性菌、厌氧菌有效的药物。获得细菌学证据后可根据细菌药敏试验结果和初始治疗的反应再调整抗菌药物。抗菌药物治疗的同时，应用祛痰剂等，使排痰顺畅。

（2）补液扩容：补充有效血容量是抗休克的重要抢救措施，可选用葡萄糖生理盐水、低分子葡聚糖、平衡盐液及血胶体物质。一般先给予低分子葡聚糖（或平衡盐液）500~1 000 mL，以迅速恢复组织灌流，在特殊情况下可输给血浆或白蛋白。输液速度宜先快后慢，用量宜先多后少，补液量视病情和心、肾功能状况而定，最好做中心静脉压测定以指导输液。

（3）纠正酸中毒：休克型肺炎患者常伴代谢性酸中毒，需及时纠正。补碱量按二氧化碳结合力或动脉血 pH 计算，一般补碱量可用下式计算：

所需碱性缓冲溶液的毫摩尔数（mmol）=［正常 CO_2 结合力（或要求纠正的 CO_2 结合力）-测量 CO_2 结合力］mmol/L×0.3×体重（kg）。正常人 CO_2 结合力为25 mmol/L。一般情况下，先给予计算量的1/3~1/2，以后再根据病情及重测血气结果来补充。

（4）肾上腺皮质激素：肾上腺皮质激素可稳定机体受累部分的细胞膜，保护细胞内的线粒体和溶酶体，防止溶酶体破裂。可用氢化可的松 1 日 200~300 mg，静滴；或地塞米松 1 日 20~40 mg，分次静注或静滴。使用大剂量肾上腺皮质激素，常能引起体内感染的扩散以及电解质的紊乱，故休克一经改善，则应尽快撤除。

（5）应用血管活性药物：在积极补充血容量、纠正酸中毒的基础上，血压仍不回升，休克症状未改善者宜用血管活性药物。对表现为皮肤潮红、四肢温暖、冷汗少、尿量略减等，以舒血管反射占优势的高排低阻型休克，则应适当选用收缩血管药物，如间羟胺 20~100 mg 加入 5%葡萄糖注射液 250 mL 静脉滴注，酌情调整滴速。但因其有较明显的 α 受体兴奋作用，使内脏血管收缩而不利于休克的纠正，故最好与多巴胺联用，因后者能使肾、冠状动脉和脑血管扩张，有利于上述脏器的灌注，两者比例可为 1 ∶ 1~2 ∶ 1。此外，多巴胺尚能增加心肌收缩力及心排血量，改善心功能状态。但大剂量多巴胺兴奋 α 受体，故剂量不宜过大。也可用去甲肾上腺素，初始注射速度 0.05~0.1 μg/(kg · min)，然后逐渐增加剂量直至血压回升，通常最大剂量是 1 μg/(kg · min)。若患者表现为皮肤湿冷、心率过速、面色苍白、眼底小动脉痉挛、少尿或无尿，呈血管收缩、痉挛占优势的低排高阻型休克，多提示 α 受体过度兴奋，应使用扩张血管药物为主，可首选 α 受体阻滞剂酚妥拉明 5～10 mg 加入 5%葡萄糖注射液 250 mL中以每分钟 0.2～0.3 mg 静滴。也可使用莨菪碱类药物，如654-2，每次 10～20 mg，对伴有呼吸衰竭者疗效更好。但要注意，血管活性药物用药时间一般不宜超过 10 小时，休克控制后，应逐渐减缓滴速，乃至撤除。同时，补液应控制速度，不宜过速，以免引起肺水肿。

（6）防止心肺功能不全：发现早期心力衰竭或急性肺水肿征象时，可用毒毛花苷K 0.125～0.25 mg 或毛花苷 C 0.2～0.4 mg 加入 5%葡萄糖注射液 20～40 mL，缓慢静注，同时给予呋塞米 20～40 mg 静注。呼吸困难、发绀者应予以吸氧，必要时给予呼吸机通气治疗。

（7）防止并发症：休克型肺炎易发生的并发症有急性肾衰竭、急性呼吸窘迫综合征、弥散性血管内凝血、急性左心衰、心律失常、电解质紊乱等，应积极予以处理。

七、难点与对策

肺炎是一个常见病，多发病，即使是今天新的抗生素不断问世，但细菌的耐药性也在逐年增加，其病死率仍高，特别是老年人肺炎，因此如何早期诊断治疗老年人肺炎、促进肺部炎症吸收及对耐药菌所致肺炎的治疗，是本病治疗上的三大难点。

1. 难点一　老年人肺炎的早期诊治。

对策：西医学研究显示老年人肺部感染病情重、并发症多、致病菌复杂、疗效差、病死率高。常有起病隐匿，临床表现不典型的特点。老年人肺炎发生后，使基础疾病恶化，两者的临床表现交织；缺乏典型的临床体征；血常规、细菌学检查和胸部影像等辅助检查结果不典型。往往患者仅表现为食欲减退、倦怠乏力、头昏、精神症状或基础疾病的不断恶化，而无典型的肺实质体征，容易漏诊或误诊。老年人肺炎常伴基础病，同时多伴营养不良，免疫功能低下，各器官功能的减退造成机体抵抗力差，诊断延误，治疗不及时，易出现多脏器功能衰竭等严重并发症。因此掌握老年人肺炎的发病特点，详细询问病史，认真体检，特别需重视老年人非特异症状，及时摄胸片，是早期提高诊断率的关键。

中医方面，老年人肺炎大多也属于中医学“风温肺热病”范畴。外感风热或风寒病邪，先犯肺卫，故病变初起应有发热、恶寒、咳嗽、气急等肺卫见症。但由于老年人正气亏虚，无力与外邪抗争，肺气郁闭不甚，故上述症状表现往往较轻微，而表现为乏力、心慌、纳差、嗜睡等正虚之症，临床如见上述情况，中医则需考虑诊断“风温肺热病”。在病机上，由于大多老年人罹患慢性疾病(如肺胀、消渴、虚劳、胸痹等)，正气内虚，抗邪无力，常使体内积生痰湿、瘀血等病理产物，在此基础上感受外邪而易使病情发作加重，出现“内伤基础上的外感”，表现为痰热毒瘀，气阴两虚相互兼夹证候特点。

根据老年人肺炎的特点，治疗上强调中西医结合，协同治疗，一旦确诊即应住院，西医方面，以抗生素为主导的综合治疗，注意水电解质酸碱平衡，高热者以物理降温为主，避免大量给予解热剂，注意输液量、输液速度，对镇静剂及镇咳剂使用要慎重。抗生素开始应选择高效、低毒、广谱，静脉给予，以后再根据治疗效果和细菌学检查结果换用抗生素。老年人由于多伴有基础病、营养不良、免疫功能减退等，明显削弱了抗生素的治疗效果，因此要注意营养支持，并可适当给予白蛋白、球蛋白及新鲜血浆。

中医方面，治疗原则当以扶正祛邪为主，宜以益气养阴，清热解毒，化痰活血为法，标本兼治，合理选方用药。临床选方用药须注意：①祛邪不宜太过苦寒，注意顾护脾胃。肺为娇脏不耐寒热，且老年人脾胃虚弱。药性寒凉易伤及脾胃，又易化燥伤阴。对热毒盛者在选择具有清热解毒的中药（如金银花、连翘、蒲公英、鱼腥草、半枝莲、虎杖、黄芩、败酱草、板蓝根、穿心莲、金荞麦）时，可适当加入木香、藿香、苏叶、陈皮等芳香健脾中药，以顾护脾胃。②扶正以益气养阴为主，但不宜太过滋腻。老年人常见气阴两伤，益气养阴贯穿治疗始终。而老年人脾胃虚弱，滋腻太过碍脾，影响脾胃运化，补虚药不能发挥其作用。且病初以驱邪为主，滋补太过易致“闭门留寇”，临床根据具体情况辨证选用太子参、党参、黄芪、茯苓、白术、扁豆、甘草、沙参、玉竹、天冬、麦冬等益气养阴扶正之品。③注意通腑活血。肺与大肠相表里，两者互相影响，治疗时要肺肠同治，注重通腑，但不要太过。肺主治节，百脉朝肺。肺部感染可导致肺气不宣，痰液阻滞，血脉运行不畅，瘀血形成。现代药理研究活血化瘀中药能改善肺部微循环，促进炎症吸收，有利于肺组织的修复。临床上可选用同时兼有除痰降气功效的活血化瘀类中药，如莪术、桃仁、川芎、当归等。也可针对热毒壅盛者选用活血解毒类中药，如毛冬青、赤芍、丹皮、丹参等，以促进炎症的吸收和控制。

2. 难点二　肺部炎症吸收缓慢或吸收不良的治疗。

对策：临床上对一部分肺炎患者炎症吸收缓慢或吸收不良，特别是肺组织局限性机化者，治疗比较困难。此多由于患者营养状态不佳或基础疾病复杂，导致机体免疫力低下，或者所感染的病原体毒力强致炎症吸收缓慢，迁延不愈。可见于急性肺部感染后期，也可见于无急性肺部感染的情况下，在反复呼吸道感染、慢性支气管炎或慢性鼻窦炎基础上形成。多可归属于中医的“内伤咳嗽”范畴，病机多属脾气亏虚，不能运化水湿，聚而成痰，气虚不能行血，血停成瘀，致使痰瘀互结，气机不畅。治疗多强调益气活血，软坚散结。可采取中药内服加病灶局部外治的方法治疗。内服药根据具体患者，辨证施治，临床上以正虚邪恋、痰瘀胶结两证型多见。正虚邪恋者以咳嗽减未止，或有低热，痰少黏，神疲乏力，气短懒言，或口渴烦躁、舌红而裂，少苔或舌淡少津，脉细数或无力为主症。治宜益气养阴，润肺化痰，常用太子参、党参、沙参、麦冬、生地、石斛、北杏仁、川贝母、桑白皮、地骨皮、甘草等。痰瘀胶结以咳嗽、痰浊而黏、胸闷痛、入夜痛甚，面色晦黯、形体肥胖、纳呆体倦、舌紫黯，苔浊腻、脉沉滑为主症。治宜理气化痰，活血祛瘀。常用牡丹皮、山栀子、柴胡、枳实、赤芍、全瓜蒌、薤白、浙贝、海蛤壳、三棱、莪术、桃仁、龟甲等，气虚明显者加黄芪、党参。现代临床和实验研究表明，活血化瘀药物能改善肺部微循环，促进炎症吸收，有利于肺组织的修复而痊愈。两型在临床上可静脉滴注复方丹参注射液或川芎嗪注射液，或在辨证论治的基础上可酌选理气活血、软坚散结药，如丹参、当归、川芎、桃仁、莪术、赤芍、昆布等以改善肺循环，促进炎症吸收。配合外治法：可选用化痰散瘀，通经和络功效的中药组方外敷病灶处。苏子、白芥子、莱菔子、香附子、粗盐加热后置于病灶热熨。或在病灶处，或肺俞、风门、膏肓俞，按拔火罐常规操作进行拔罐治疗，1 日 1 次，5 天为一疗程，连用 1 或 2 个疗程。

3. 难点三　如何结合中医治疗耐药菌引起的细菌性肺炎。

对策：随着抗生素的广泛或不合理使用，细菌的耐药性逐年增加。由耐药菌引起的细菌性肺炎常可导致致命的败血症、休克和多脏器衰竭，以致死亡。虽然世界各国学者积极研究可以治疗耐药菌的抗生素及如何消除耐药菌的耐药性，但由于细菌耐药机制的不断变化，药物的不良反应和日益上涨的医疗费用等许多不利因素存在，细菌对抗生素的耐药问题远未解决。耐药菌肺炎已成为延长住院时间、增加医疗费用和导致患者死亡的重要原因。对于耐药菌所致的肺炎，西医目前治疗主要采取的措施有：尽量寻找敏感抗生素；适当增加药物剂量；联用可能有效抗生素；增强人体免疫功能，等等，但仍难取得明显效果。细菌性肺炎，大多属中医学“风温”范畴，清热宣肺、止咳化痰为治疗常法。但耐药菌致的细菌性肺炎显著特点是病程延长，痰量增多，患者免疫力较低，从病机来说，邪毒盛甚，正气虚甚是其特点。痰是本病最为重要的病因，痰浊停滞体内，久治不化成老痰、顽痰；同时，由于病程的延长，耗伤正气，而使肺气不足，气为血帅，气虚痰阻，气机不畅，瘀血内生，这样痰、瘀、虚构成了本病的三大病机。因此治疗上除了遵循卫气营血传变规律辨治外，当重视痰瘀毒之邪在病中的作用，应注重解毒、化痰、活血化瘀法的应用及药物选择；又因其正虚明显，这类患者大多年高久病，正气多有不足，虚的一面不容忽视，苦寒峻猛之品用之有碍，或仅可暂用，不宜久用。因此，在临床治疗中，扶正祛邪为基本原则，注重解毒祛痰和活血化瘀成为治疗的关键。临床上根据具体情况可选用以下几类中药综合使用：①清热解毒类，用于直接抑杀病原微生物。多种清热解毒药配伍在抗菌方面具有协同作用，并可减少病原微生物对抗生素的耐药性。②化痰止咳类，用于改善呼吸系统功能。研究表明，此类中药可增加气管支气管纤毛运动，促使呼吸道分泌物排泄增加，祛痰排菌，明显具有抗炎性渗出作用。③活血化瘀类，用于改善微循环。此类中药除本身具有抑制病原微生物生长，解毒消炎作用，而且能够降低血液黏稠度，加快微循环流速；增加组织器官供血，能提高组织从微循环中摄取氧的能力；能降低毛细血管的通透性，促使感染过程终止，有利于组织的修复。④补益扶正类，用于调节机体免疫功能。此类中药能促进非特异性免疫反应，增强血中白细胞的吞噬作用，促进机体康复。

八、经验与体会

（一）清热解毒方药的应用

“毒”是温病重要致病因素之一。肺炎属于中医学“温病”范畴，因此肺炎的发生、发展、转归，与“毒”无不相关。根据“毒寓于邪，毒随邪入，热由毒生，变由毒起”温热病发病学观点，治疗肺炎的首要措施是祛邪解毒。清热解毒方药多数具有广谱抗病原微生物活性的作用，而且不同的解毒清热方药合用，可出现抗菌的协同增效以及延缓耐药性产生等多种药理效果。临床实践和实验结果显示，清热解毒方药具有较好抗菌消炎作用，并有增强机体免疫功能、对抗细菌毒素的作用。根据现代药理研究，如金银花、连翘、蒲公英、鱼腥草、白头翁、半枝莲、虎杖、黄芩、黄连、栀子、大黄、败酱草、板蓝根、穿心莲、金荞麦、大青叶等中药具有抗病原微生物的作用，可供临床选择使用。目前比较肯定具有抑菌抗毒双重作用的解毒清热药有：穿心莲、蒲公英、玄参、板蓝根、鱼腥草、黄连、败酱草等，在临床治疗有明显毒血症表现的重症肺炎时，可首选这些药。

（二）肺炎分期用药

肺炎病变多由表入里、由实到虚地发展，根据其发展过程分阶段用药可提高疗效。

初期多表证，但由于大多数情况邪在卫表时间短暂，或无明显的卫分症状。临床上常出现尚未来得及服药，病情已向深一层发展，或卫气同病，或很快入里化热，出现但热不寒，故即使邪在卫表，也不能仅当表证治疗，否则表邪去而里热依然炽盛。宜发表药与清热药同时应用，多选用金银花、连翘、牛蒡子、野菊花、桔梗、蚤休、桑叶、菊花、芦根、生石膏、知母、黄芩、鱼腥草等。加用清热解毒药，可阻断邪热进展防其传里生变。

中期为里证、实热证。应注意清热祛痰和通腑泄热。清热药宜早用，剂量宜大，生石膏的剂量常用至30~45 g，少数患者可用至90 g，过用苦寒药对热盛津伤不利，注意辛寒、苦寒、甘寒和甘凉药的结合施用。若表邪去而里热仍然炽盛，通腑药当宜早用。肺热下移大肠，如能保持大便通畅，使邪热自下而去，腑气通则脏气安，这对缓解整个病情是很有好处的。当然对于老年人患者，应用通腑药及清热药应慎重，必须结合其体质情况，恰当使用。治疗过程中注意夹有湿邪，这在使用清热药时尤其要注意。因为寒凉过甚，则为湿邪所遏，反而导致邪气闭于里，病情拖延不解，应当及时加用芳香化湿之品。

名中医姜春华创立的“截断”学说认为，急性热病的主要特点是有毒有热，临床中有多种治法，然清热解毒总是交织其中。他指出，清热解毒是重要的截断方法，使用要掌握两个法度：一为早用，在卫分阶段即可加入清热解毒之品；二要重用，剂量要大。并认为通腑攻下是治疗急症快速截断的重要手段。

后期多虚证，肺炎后期多为正气不足的虚证，此时治疗当分清气虚与阴虚、肺虚与脾虚，不可因其热病之后必有阴虚而纯用补阴药，也不可将乏力认为气虚而单用补气药，应细致区分，辨证用药。对于炎症吸收缓慢或吸收不良者，宜加入活血化瘀、消痰散结之品，以改善肺循环，有利于肺功能状态的恢复及炎症的吸收。

（三）辨证选择祛痰药

肺部感染时的痰，在疾病的不同阶段形成病机和表现不同，临床治疗时祛痰药的选择也要遵其病机，辨证选用。肺部感染初期，邪在肺卫，以肺卫失宣为主，不能正常的输布津液，津液停滞而化为痰饮，治疗则以宣肺化痰为主，选用桔梗、北杏仁、前胡、桑叶等。病之中期，以气分证为要，此时之痰多因邪热郁蒸于肺，煎津为痰，而痰热互结，易阻滞肺之气机，因此，这一阶段治痰，重在清热化痰，行气豁痰，宣降并用。宜选用具清热化痰药和行气化痰功用的药，如瓜蒌，浙贝母、海蛤壳、桑白皮、天竺黄、胆南星、竹沥等清热化痰药，葶苈子、前胡、杏仁、桔梗、紫菀、百部、枇杷叶、款冬花等宣降肺气化痰之品，但是行气化痰药多属性温，当配伍清肺热药使用。病之后期之痰，多由肺之气阴两伤所致，气虚则无力运化津液，津停为痰，阴虚生内热，热灼津液为痰，此期正虚邪恋，痰从虚来，治当从其本，益气养阴化痰，佐以驱邪之法，宣降肺气，使气阴复，余邪清，痰饮除。祛痰药当选甘润之品，如川贝母、紫菀、百部、款冬花等类，配伍益气养阴药，如太子参、麦冬、沙参等，佐以行气化痰之品，如陈皮、橘红类。若以肺脾气虚为主，痰白稀，纳差，则选以健脾化痰之品，如法半夏、陈皮、茯苓等。

（四）注意保护阴津

伤阴耗液是肺炎常见的病理特征。由于伤阴的结果往往会导致各种变证的发生；同时阴液的耗伤程度可影响疾病的预后，故前人有“存得一分津液，便有一分生机”之说，因此保阴存津贯穿于肺炎治疗的全过程。清热是救阴的重要手段，肺炎早期，邪在于表，治以解表透热，加以芦根、天花粉养阴生津清热；中期，邪热炽盛，可加用白虎汤等方药以清热保津，如出现热结肠胃，则可采用通腑泄热，使邪热直接排出体外而达到“急下存阴”的目的；后期，余热未清，气阴已伤，可用沙参、麦门冬、五味子、玄参、石斛等以清热养阴、益气生津。

九、预后与转归

本病的发展过程大多符合卫气营血传变规律，病邪由浅入深，由表及里。其转归预后取决于正邪双方力量的对比，同时也受治疗因素、体质差异的影响。一般而言，体质强壮，感邪较轻而治疗及时者，预后为顺；年高体弱、正气不足或感邪较重，或贻误治疗者，则病程迁延，预后较差。若传变迅速，出现窍闭动风，阴竭阳脱者，多预后不良。如演变成肺痈，亦为逆证。本病初起，病邪始入。若为热邪袭表，寒热不退，外邪可由表入里，累及气分；痰热浊邪阻肺，不得清化，则更助热，加重病情。少数患者可因热毒鸱张，痰热壅盛，闭蒙心窍而成热入心包之证。肺热腑实是本病常见证候，热盛当清，腑实宜下，若气热不解，深入营血，可动血发斑，动风抽搐；若腑实不下，浊气上犯，邪热炽盛，逆传心包，则神识昏蒙，或劫阴耗液而成阴竭阳脱危候。

气阴两伤发生于本病后期的患者，在顾护正气的同时，注意清泄余热，一般预后良好，可用麦门冬汤、沙参麦门冬汤等，不可补之以辛温，以防“死灰复燃”。

若转入阴竭阳脱危重症，治疗关键在于把握住“快、准、重”的原则，当选用大剂敛阴固津、回阳救逆之品，及时、正确地配用西药治疗，有转危为安之望。

十、预防与调护

肺炎的发病与自身体质及外界因素有关，因此，要注意致病因素对身体的袭击，重视饮食调理，加强身体抗病能力，避免发病。

（一）预防

1. 注射肺炎球菌疫苗：如23价肺炎球菌多糖疫苗，0.5 mL，三角肌注射。可预防23种最常见致病菌肺炎球菌的感染，预防有效期为5年。

2. 对于体虚经常感冒者：可适度体育锻炼，增强体质，并口服玉屏风散冲剂以益肺固表。

3. 尽量减少侵入性检查与治疗措施对呼吸系统防御功能损害：如纤维支气管镜、气管插管、气管切开等。

4. 提倡不吸烟，反对酗酒：吸烟可以降低机体免疫力和呼吸道局部防疫功能，酗酒也可以降低抵抗力，且酗酒后发生呕吐可以引起吸入性肺炎。

5. 积极预防上呼吸道感染：病毒性上呼吸道感染常常是细菌性肺炎的前奏。平时避免受寒，有计划进行耐寒锻炼，可以减少感冒。接种灭活卡介苗、注射核酪、干扰素，有一定预防感冒作用。

6. 应用免疫增强剂：如免疫球蛋白、转移因子、胸腺素、α-干扰素等均能非特异性地增强机体免疫功能。

7. 积极妥善处理基础疾病：如胃食管反流、营养不良、低蛋白血症、白血病和恶性肿瘤及化疗、糖尿病、肾上腺皮质激素使用、肾衰竭、免疫功能低下、慢性阻塞性肺疾病、心肺功能不全、肝功能衰竭等。

（二）调护

1. 生活调护

（1）注意生活起居方面的卫生，居室保持清洁，空气新鲜，防止受寒，避免疲劳和醉酒。

（2）冬春季节，年老体弱者应避免去公共场所，以防感染各种时行疾病。

（3）进行体格锻炼，提倡户外活动，提高机体防御外邪能力。

2. 饮食调养

多饮水和果汁，多吃新鲜瓜果，忌烟，戒酒，禁食辛辣等有刺激的食品。可以作为饮食治疗的药材与食物有：鱼腥草、甜杏仁、桑叶、芦根、枇杷叶、熟地黄、山药、沙参、麦门冬、川贝母、玉竹、扁豆、天花粉、太子参、茯苓、薏苡米、雪梨、荸荠、海蜇、萝卜等。

（1）荸荠海蜇汤：荸荠 200 g，海蜇皮（漂洗）100 g。加水炖，每日分 2 或 3 次服用，用治肺热咳嗽痰稠。

（2）桑叶杏仁冰糖汤：桑叶 15 g，杏仁、冰糖各 9 g。加水 300 mL，煎至 100 mL，趁热服用，用于风热型肺炎。

（3）鱼腥草萝卜汤：鱼腥草 50 g，萝卜 500 g。水煎服用，每日 1 剂，分 2 或 3 次，用治痰热咳喘。

（4）枇杷叶竹茹陈皮饮：鲜枇杷叶 50 g（洗净），竹茹 25 g，陈皮 10 g。水煎，加蜂蜜适量同服，每日 1 次，用于痰热或干咳少痰者。

（5）芦根粥：生芦根 15 g，大米 30 g。煎芦根水煮粥，每日 2 次，用于邪热伤津型肺炎。

（6）冰糖雪耳炖雪梨：雪梨 1 个，雪耳 10 g，冰糖 15 g。将冰糖放入去核梨中加上雪耳和适量清水，加盖炖 1 小时，全部吃下，每日 1 次，连吃 3~5 日，用于肺炎后期气阴两虚、干咳无痰、口干咽涸等症。

（7）荸荠萝卜芦根汤：荸荠 7 个，萝卜 60 g，芦根 30 g。水煎服，用于肺炎干咳无痰者。

（8）石膏竹叶粥：石膏 30~45 g，鲜竹叶 30 片，鲜竹心 30 根，芦根 30 g，粳米 100~150 g，砂糖 5 g。先将鲜竹叶、竹心、芦根（切成小片）洗净，同煎取汁去渣，加入粳米同煮为稀粥，调入砂糖，日分 2 次食用。适用于肺炎肺热阴伤者。

（9）沙参粥：沙参 20 g，麦门冬 10~15 g，粳米 100 g，冰糖适量。先将沙参、麦门冬同入砂锅煎汁，去渣，再入粳米同煮为稀粥，最后入冰糖溶化即成，适用于肺炎后期肺阴不足者。

（10）熟地黄山药粥：熟地黄 15 g，山药 30 g，粳米 100 g，冰糖适量。先把熟地黄、山药、粳米，加适量水煮粥，煮沸后入冰糖同煮。适用于肺炎后期肺肾阴亏者。

3. 精神调理

（1）医生及护理人员要关心体贴患者，耐心解释病情，进行身心两方面的健康教育。

（2）护理人员在仪表上应保持服装整洁。

（3）医生要使患者情绪安定，克服对疾病的悲观失望情绪，鼓励患者积极同疾病做斗争，很好地配合治疗。

（4）务必让患者保持心情舒畅，避免七情内伤。

第五章

消化系统疾病

第一节　口咽部病症

一、牙痛

牙痛是口腔疾患中最常见的症状。西医学中的根尖周炎、龋齿、牙周炎、冠周炎、牙髓炎及牙本质过敏等均可引起牙痛。以下主要论述根尖周炎、牙周病常见的类型。牙痛可因冷、热、酸、甜等刺激而发作或加重，可伴有牙龈红肿、牙龈出血、牙齿松动、咀嚼困难或有龋齿存在。

牙痛属于中医学“骨槽风”“牙宣”“牙咬痛”等范畴，认为本病多由火所引起，手足阳明经之循行分别入于上、下齿，肠胃积热，风邪外袭，肾阴不足等皆可引起牙痛。风火即风邪外袭经络，郁而化火，循经上犯而致牙痛；实火为大肠、胃腑积热，火郁阳明，循经上炎，发为牙痛；肾主骨，齿为骨之余，肾阴不足，不能上荣于齿，更合虚火上炎，引起牙痛。

（一）辨病与辨经

1. 辨病

（1）急性根尖周炎：急性根尖周炎是发生于牙根尖周围的局限性炎症，以剧烈的持续性自发痛和叩痛为特征。①病变早期有咬合痛、浮出感和早接触，但初期用力咬紧患牙可暂时缓解疼痛。②病变发展可出现自发性持续性疼痛，患牙浮出和伸长感加重，轻叩患牙和用患牙咀嚼均会引起疼痛。疼痛范围局限，能定位。③急性牙槽脓肿形成后，脓液集中的部位不同，所表现的症状各异，可分为急性根尖脓肿、骨膜下脓肿和黏膜下脓肿。

（2）牙周病：包括牙龈疾病和牙周炎，慢性龈缘炎是指发生于游离龈和龈乳头的慢性炎症，是最为常见的由菌斑所致的牙龈炎，又称边缘性龈炎或单纯性龈炎。青春期龈炎是发生于少年的慢性非特异性牙龈炎，发病与牙菌斑的刺激及青春期性激素水平变化有关，女性稍多。牙周炎是由牙龈炎症扩展、波及深部的牙周组织，造成支持组织破坏的疾病，慢性牙周炎为其最常见的类型。

①牙龈病：慢性龈缘炎，龈根加深，但结合上皮附着位置不变，无附着丧失，这是与早期牙周炎区别的主要点；有的患者牙龈表面无明显红肿，但探牙龈沟后有出血，严重者可溢脓或有异味，本病一般无自发出血，应与某些可引起自发出血的血液病或急性坏死溃疡病牙龈炎相鉴别；少数患者因食物嵌塞或不适当的剔牙引起急性龈乳头炎时，可有明显的自发痛和遇冷热刺激痛，此时应仔细检查，以免误诊为牙髓炎。

②青春期龈炎：青春期少年，男女均可发生。有局部刺激因素，但无特殊服药史；主要见于前牙龈乳头，以发红，肿胀等炎症表现为主；青春期过后，病变可有所减轻，但若局部刺激不解除，则病变不会消退。

③慢性牙周炎：探诊深度大于 3 mm，有附着丧失大于 1 mm；牙周袋表面牙龈有红肿或探诊后有出血。X 线检查显示牙槽高度降低。

2. 辨经　足阳明胃经入上齿中，手阳明经入下齿中，因此，上牙痛归属足阳明经病证，下齿痛属手阳明经病证。

（二）治疗

治法：清热泻火，通络止痛。

穴方：颊车、下关、合谷、内庭。火盛者加耳尖、少商或商阳。上牙痛加历兑，下牙痛加二间、曲池。

操作：毫针常规刺，远端穴合谷、内庭持续行针 1～3 分钟，做强刺激手法。颊车、下关，合谷、二间等可带电针，密波，强刺激 20 分钟。耳尖、少商、商阳、内庭可点刺出血。

（三）按语

针灸治疗牙痛有较好的即刻止痛效果，相对而言针灸治疗实证牙痛要优于虚证牙痛，尤其在牙痛的初期，病情较轻时效果更好。但对于牙及牙周严重的疾病，如龋齿、慢性牙周炎等只能暂时止痛，牙痛的发生原因很多，应针对不同的原发病进行专科治疗。注意口腔卫生，避免过度的硬物咀嚼和冷、热、酸、甜等刺激。临床应注意与三叉神经痛相鉴别。在选穴上合谷为首选和必选的穴位，临床也证实合谷有很好的止牙痛即刻效应，另外颊车、少商、商阳、内庭等也为主要选用的穴位。青壮年要比老年人疗效好。对于上火的牙痛，耳尖刺络放血的量亦与临床疗效密切相关，放血的量大，消炎止痛的作用就好，效果就佳，病程亦可缩短，一般耳穴、内庭放血以多出血为佳。

二、咽炎

咽炎是各种因素导致的咽部非特异性炎症，临床上分为急性和慢性两类。急性咽炎是各种微生物感染咽部而导致的咽黏膜、黏膜下组织的急性炎症，多累及咽部淋巴组织，可单独发病，也常为上呼吸道感染的一部分，可继发于急性鼻炎、急性扁桃体炎、喉炎等，或为某些疾病的前驱症状；炎症早期可局限，随病情进展常可涉及整个咽腔，以秋冬及冬春之交较常见。慢性咽炎多为急性咽炎反复发作、各种呼吸道慢性炎症及烟酒、粉尘、辛辣等刺激所致。

急性、慢性咽炎及某些全身性疾病在咽部的表现，可归属于中医学“喉痹”范畴。喉痹是以咽部红肿疼痛，或干燥、异物感、咽痒不适，吞咽不利等为主要表现的一类咽部病证，又称咽痹、咽喉肿痛等。中医学认为，喉痹多由外感风热或风寒，或肺胃积热，或虚火上炎等因素所致。咽接食管，通于胃；肾经、任脉上循喉咙，结于廉泉；咽喉属于肺系；如外感病邪，侵袭咽部；或肺、胃郁热循经上扰，蕴结于咽，而致咽喉肿痛，属实热证；如体虚、劳累、久病，肺肾阴虚，不能上润咽喉，虚火上炎，灼于咽部，亦可致咽痛，属阴虚证。本病病位在咽，涉及肺、胃、肾等脏腑。

（一）辨病

当患者以咽部不适或疼痛为主症时可诊断为中医的喉痹，如果咽部肿痛明显者也可诊断为咽喉肿痛。临床应进一步分清常见的相关疾病，如急性咽炎与慢性咽炎。

1. 急性咽炎　起病急，初起时咽部干燥，灼热；继而疼痛，吞咽唾液时咽痛往往比进食时更为明显；可伴发热、头痛、食欲不振和四肢酸痛等全身症状；侵及喉部，可伴声嘶和咳嗽。若无并发症，一般1周内可愈。咽部检查可见黏膜呈弥漫性充血、肿胀，咽后壁淋巴滤泡隆起，下颌下淋巴结肿大、压痛。

2. 慢性咽炎　发病缓慢，一般无明显全身症状，咽部异物感、痒、灼热、干燥感或微痛感；常有黏稠分泌物附着于咽后壁，使患者晨起时出现频繁的刺激性咳嗽，伴恶心；在说话稍多、食用刺激性食物后、疲劳时加重。①单纯性咽炎：黏膜充血、血管扩张，咽后壁有散在的淋巴滤泡。②肥厚性咽炎：黏膜充血增厚，咽后壁淋巴滤泡显著增生。③萎缩性与干燥性咽炎：临床少见，黏膜干燥，或萎缩变薄明显，色苍白发亮，常附有黏稠分泌物或带臭味的黄褐色痂皮。

（二）治疗

1. 急性咽炎（咽喉肿痛）

（1）推荐处方1

①治法：清热泻火，利咽止痛。

②穴方：廉泉、阿是穴、天突、少商、关冲、内庭。口苦咽干、牙龈红肿加侠溪、曲池；发热甚者加耳尖、曲池。

③操作：阿是穴在咽喉壁红肿处选穴，用粗长毫针于局部黏膜浅表点刺5或6次，出血少许；用短毫针点刺少商、关冲出血。对于热盛者，耳尖可点刺出血。

（2）推荐处方2

三棱针方：少阳、商阳、耳背静脉。用三棱针点刺出血。

2. 慢性咽炎

（1）治法：活血化瘀，利咽通痹。

（2）穴方：廉泉、阿是穴、天突、太溪、照海、列缺。咽干重者加太溪、金津、玉液。

（3）操作：毫针刺。阿是穴在咽后壁上选几个点，用长毫针轻轻点刺5或6次；金津、玉液用毫针点刺。

（三）按语

1. 急性咽炎可治愈，针灸尤其是刺络放血对于急性咽炎有较好的疗效。慢性咽炎多见成年人，病程长，易复发，症状顽固，较难治愈，针灸也可明显改善症状。

2. 治疗期间应忌食辛辣等刺激性食物，注意休息。应积极治疗邻近器官的疾病以防诱发本病。

三、咽神经运动性及感觉性障碍

咽的神经支配来自咽丛，咽丛由迷走神经、舌咽、副神经及颈交感干的分支等诸多神经构成，有运动神经和感觉神经。因此，咽的神经障碍往往是感觉性和运动性障碍两者混合出现。

1. 运动性障碍

咽部的运动性神经障碍主要分为瘫痪和痉挛两种，前者包括软腭瘫痪、咽缩肌瘫痪，后者为咽肌痉挛。软腭瘫痪的病因分为中枢性或周围性两类，可以单独或合并其他神经瘫痪出现。中枢病变引起者，常见于各种原因引起的延髓病变，常伴有同侧的唇、舌和喉肌瘫痪。周围性病变者以多发性神经炎较多见，故常伴有感觉性障碍，多见于白喉之后。颈静脉孔附近的病变，如原发性肿瘤、血肿的压迫等引起的软腭瘫痪，常合并出现第Ⅳ、Ⅴ、Ⅵ对脑神经的麻痹。

咽肌痉挛病因大多和软腭瘫痪相同，节律性咽肌痉挛大多原因不明，慢性咽炎、长期烟酒过度、鼻分泌物长期刺激咽部及外界理化因素刺激等均可引发咽肌痉挛，且咽肌痉挛可为咽肌瘫痪的先兆。强直性咽肌痉挛较少见，常发生于狂犬病、破伤风和癔症等疾病。咽肌痉挛在阵挛发作时，患者及旁人常可明显听到“咯咯”的肌肉收缩声。

2. 感觉性障碍

咽部感觉性障碍多为全身其他疾病引起，且常与运动性障碍同时出现。若单独出现，多为功能性障碍。发生原因可分为中枢性和周围性病变。中枢性病变，多因脑干和延髓病变引起，周围性病变可由颈静脉孔周围病变累及第Ⅸ、Ⅹ、Ⅺ对脑神经而引起，也可由流感或白喉后神经炎所致。

本类病属于中医学声嘶、吞咽困难、呛食喉风等范畴，中医学认为，各种因素如瘀血、痰饮、肿瘤或外邪、疫毒等，内外邪毒客于经脉，经气失畅，咽隘络脉痹阻，或咽部肌膜失约，导致上述咽部疾病。

（一）辨病

1. 运动性障碍

（1）软腭瘫痪：单侧瘫痪可无临床症状，双侧者症状明显。由于软腭不能上举，鼻咽不能闭合，患者说话呈开放性鼻音，言语及歌唱咬音不准；吞咽时食物易反流到鼻腔，偶可经咽鼓管进入中耳；患者不能做吸吮、吹口哨或鼓腮等动作。检查可见：若一侧软腭瘫痪，则悬雍垂偏向健侧，发声时悬雍垂和软腭向健侧移动，患侧不能上举；若两侧瘫痪，则软腭松弛下垂，不能做动作。若影响咽鼓管功能，可出现中耳的症状和体征。

（2）咽缩肌瘫痪：单侧肌瘫痪可见吞咽不畅，梗阻感，尤以进食流质饮食为著，易发生咳呛。双侧肌瘫痪者可见明显的吞咽困难，甚至完全不能吞咽。该病初起进食流质困难，但固体食物则能吞咽。若合并喉部感觉或运动机能障碍，则易将食物误食入下呼吸道。检查可见：单侧肌瘫痪时患侧咽后壁如幕布样下垂，并拉向健侧；双侧肌瘫痪时咽后壁皱襞消失，咽反射消失。

（3）咽肌痉挛：分为强直性和节律性咽肌痉挛。①强直性咽肌痉挛：患者有吞咽障碍、咽喉不适、反复作呕和局部痛感等症状，严重者出现牙关紧闭、张口困难等。②节律性咽肌痉挛：常在患者不知不觉中出现，软腭和咽肌发生规律或不规律的收缩运动，甚至可达 60～100 次/分，与脉搏、呼吸无关；入睡后或麻醉时，也不能停止。常规咽、喉部检查不易发现，X 线吞钡透视或可发现因痉挛引起的吞咽困难；喉镜或食管镜检查可排除器质性病变引起的阻塞。

2. 感觉性障碍

（1）咽感觉减退或缺失：口咽部感觉减退，患者多无明显症状；如感觉完全丧失，患者咬破舌头或颊结膜而无痛觉，故常伴有口腔黏膜糜烂。若累及喉咽或喉部，进食或饮水时常被误咽入气管，引起反呛和咳嗽。用压舌板试触腭弓、咽后壁，咽反射明显减退或消失。

（2）舌咽神经痛：一侧咽部、舌根部及扁桃体区域发作性疼痛，为针刺样剧痛，可放射到同侧舌和耳深部，持续数秒至数十秒，伴唾液分泌增加。说话、吞咽、触摸患侧咽壁及下颌角均可诱发，丁卡因麻醉咽部可减轻或制止发作有助于诊断。

（3）咽异感：患者自觉咽部或颈部中线有异物阻塞、烧灼感、痒感、紧迫感、黏着感等。位置常在咽中线上或偏于一侧，多在环状软骨或甲状软骨水平，其次在胸骨上区，较少在舌骨水平，吞咽饮食无碍。病程较长的患者常伴焦虑、急躁、紧张等精神症状，其中以恐癌症较多。咽部检查、邻近器官检查、必要的全身检查及喉镜、食管镜等有助于明确病因。

（二）治疗

1. 治法　疏调气血，通咽利窍。

2. 穴方　廉泉、天突、人迎、阿是穴、颈夹脊、风池、列缺。软腭瘫痪中枢性加天柱、风府，周围性加少商、曲池；咽缩肌瘫痪加照海、合谷；咽肌痉挛加太冲、合谷；舌咽神经痛加翳风、天容、太溪；咽感觉减退加扶突、通里；咽异感加通里、神门；焦虑急躁、紧张加百会、印堂、风府；张口困难加颊车、地仓。

3. 操作　①毫针刺：廉泉、风池均向舌根咽喉方向深刺 2~3 寸，用轻柔的捻转提插手法，使咽部产生酸胀感。阿是穴依不同病而选，软腭瘫痪选软腭部，咽异感或感觉减退可选咽后壁部、环状软骨或甲状软骨旁，用长毫针点刺 3~5 次。余穴常规操作。②结合电针法：毫针刺基础上，廉泉、天突，风池、颈夹脊，分别接电针，咽部肌肉瘫痪者用疏波，痉挛者用密波，刺激 20~30 分钟。

（三）按语

1. 针灸治疗咽部神经性运动、感觉障碍有一定效果。但需请相关科室协助诊断，对于病因明确者，必须及时治疗原发病。如果患者病情严重，在针灸治疗的同时，选用相关西药治疗。

2. 戒烟酒，避免食用辛辣等刺激性食物；吞咽易呛咳者，应细嚼慢咽，少进食流质饮食。

第二节　胃部病症

一、呃逆

呃逆以胃中之气上冲喉间，呃呃连声，声短而频，不能自制为特征，古称“哕”，又称“哕逆”，俗称打嗝。中医学认为，呃逆一证有虚实寒热之异。实者多气痰火郁所致，虚者有脾肾阳虚和胃阴不足之别，《景岳全书》指出："因其呃呃连声，故今人以呃逆名之……呃逆之大要，亦为三者而已，一曰寒呃，二曰热呃，三曰虚脱之呃。"常因饮食不节、情志不遂或正气亏虚而引起，胃失和降，气逆动膈是呃逆发生的主要病机。

西医学称之为膈肌痉挛，膈肌局部、膈神经或迷走神经受刺激皆可引起胃内气体上冲喉间而出现呃逆，可单独发生，亦见于其他疾病当中。自限性呃逆见于健康人群，男性多于女性，常因进食、气温变化、情志因素等引起；持续性呃逆是指呃逆持续或反复发作达一周以上，患者多有器质性疾病基础，如胃扩张、胃肿瘤、肝炎、胆囊炎等，自行缓解者少见。现已发现至少有100种以上疾病可导致反复或持续性呃逆。

（一）辨病

以喉间呃呃连声，声短而频，不能自制为主症，可诊断为中医的呃逆。本病多呈阵发性，每分钟数次甚至10～20次，间歇片刻又可再度发作。发作时，下胸突然收缩，腹外突，X线检查可见膈肌阵发性由上凸位变为平坦，多发生在吸气或呼气中期。若膈肌发生极快而有节奏的收缩，每分钟可达100～300次，称为膈肌扑动，此时患者常有气紧、胸痛之感。临床应明确是非器质性还是器质性呃逆，器质性呃逆一般可找到明确的疾病；非器质性要分析引起呃逆的原因。

根据病因可将呃逆分为器质性与非器质性两类，器质性又包括中枢性和周围性呃逆。

1. 非器质性呃逆　吸入冷空气、吞咽过猛、冷饮冷食，各种原因引起的胃扩张；大笑、体位改变，膈肌或肋间肌承受压力骤然改变；自主神经功能紊乱、癔证发作、神经质或精神过度紧张。

2. 器质性呃逆　①中枢性呃逆：由疾病累及第5颈髓以上的脑脊髓引起，包括颅内压增高、脑脊髓炎症、内源性或外源性毒素刺激、脑血管和循环障碍、癫痫、耳部异物。②周围性呃逆：颈胸部病变刺激相关周围神经，包括颈部疾病、纵隔疾病、心血管疾病、肺部疾病。横膈直接刺激所致反射性呃逆，腹部疾病、严重维生素缺乏症、痛风等。

（二）治疗

1. 推荐处方 1

（1）治法：理气和胃，降逆止呃。

（2）穴方：天突、膈俞、膻中、中脘、内关、足三里。

（3）操作：①毫针刺，天突先直刺 0.2~0.3 寸，再将针尖朝下，沿胸骨柄后缘刺入 1~1.5 寸；膻中向下平刺 0.3~0.5 寸；内关用快速捻转法，强刺激。行针时嘱患者配合深呼吸。余穴常规操作。②结合电针、灸法等，毫针刺基础上，可在双侧内关、足三里加用电针，每对电极同侧连接，用密波或疏密波交替，每次 20 分钟。寒证或阳虚明显者膻中、膈俞加艾条温和灸。

2. 推荐处方 2　颈夹脊、扶突为主治疗方：颈夹脊、扶突、天突、攒竹、中脘、内关。由于膈神经自第 3~5 颈髓后根神经节接受感觉神经纤维，迷走神经可传递呃逆刺激，扶突下有迷走神经通过，因此选颈夹脊及扶突为主穴。颈夹脊针尖向脊柱方向斜刺，扶突直刺，均行快速提插法；天突先直刺0.2~0.3 寸，再将针尖朝下，沿胸骨柄后缘刺入 1~1.5 寸；攒竹可针刺或行指压法。颈夹脊可用电针，以同侧夹脊穴分别接正负极，勿交叉接电针。

3. 推荐处方 3　调神结合头针经验穴治疗方：内关、水沟、三阴交、太冲，头针经验穴“膈区”（位于胸腔区与胃区中间，自发际向上引 2~3 cm 长的直线）。水沟单向捻转使之滞针，用雀啄泻法。头针“膈区”，沿穴区由下向上进针 2~3 cm，以 200 次/分的频率捻转，持续 0.5~1 分钟，而后接电针，用连续波，频率 3 Hz，30 分钟。每日 2 次。用于顽固性呃逆。

4. 推荐处方 4　指压方：攒竹。医者用双拇指按压，力量由轻至重，使患者产生明显酸胀痛感，逐渐增加强度，刺激量以患者能忍受为度，同时让患者做深呼吸，按压可随患者呼吸一轻一重有节律的调节力度，持续操作 3~5 分钟；或以手指持续按压眼球，以呃逆立即停止为佳。

5. 推荐处方 5　穴位注射法：内关、足三里。用甲氧氯普胺（胃复安）注射液 2 mL（20 mg），或山莨菪碱注射液 2 mL（1 mg），或盐酸氯丙嗪注射液 25 mg，分等量注入两侧穴位。多用于顽固性呃逆。

6. 推荐处方 6　高位颈节为主方：高位颈节（颈$_{1\sim3}$）夹脊及其在颈背部感

觉神经的分布野内的穴位、胃俞、膈俞、内关、足三里。毫针刺，或电针，或刺络拔罐。

（三）按语

1. 健康人也可发生一过性呃逆，多与饮食有关，特别是饮食过快、过饱，摄入很热或冷的食物饮料、饮酒等，外界温度变化和过度吸烟亦可引起。呃逆频繁或持续 24 小时以上，称为难治性呃逆，多发生于某些疾病。

2. 针灸治疗非器质性呃逆效果好，对器质性病变引起的呃逆也有一定的疗效，但应同时积极治疗原发病。年老体弱及重病、久病者见持续性呃逆，为胃气将绝的表现，预后较差。尤其是中风患者出现呃逆时，常是上消化道应激性溃疡出血的前兆。

二、胃痛

胃痛是以上腹胃脘部近心窝处疼痛为主症的病证，又称胃脘痛，古人统称“心痛”，但与“真心痛”有显著区别。中医学认为，胃痛的病因主要有寒邪犯胃、饮食伤胃、情志不畅和脾胃素虚等，病位在胃，与肝、脾关系密切。病机分为虚实两端，实证为寒凝、食滞、气郁、血瘀，致胃气阻滞，不通则痛；虚证为中焦阳虚、抑或阴亏，胃腑失于温煦或濡养，不荣则痛。

胃痛作为一种症状可见于多种西医学疾病，如胃痉挛、胃神经症、慢性胃炎、消化性溃疡等。西医学认为，各种原因导致胃黏膜刺激、受损或胃平滑肌痉挛者，均可引起胃痛症状。

（一）辨病

以上腹胃脘部疼痛为主症，临床上应对有关疾病进行鉴别。相关疾病的确诊主要根据胃镜、X 线钡餐检查，幽门螺杆菌检测则有助于慢性胃炎及消化性溃疡的病因诊断。

1. 胃痉挛　以急性发作、胃痛剧烈为特点。①单纯性胃痉挛，有进食大量生冷食物或腹部受寒病史，也可在强烈的情绪变化后突然发作。②继发性胃痉挛，有明确的原发疾患，如胃炎、胃溃疡、胃癌等病。

2. 胃神经症　①临床上常以持续或反复上腹部疼痛或不适、反酸、嗳气、厌食、饱胀、呕吐，并伴有失眠、焦虑、健忘等全身症状为主要表现。②精神因素为本病发生的主要诱因。③各种化验、检查均无异常，排除可解释症状的器质性疾病。

3. 慢性胃炎　①缺乏特异性症状，疼痛无节律性，一般以食后为重，常伴食欲不振、饱胀、嗳气、泛酸、恶心等消化不良症状。②根据胃镜及组织学病理检查，分为浅表性胃炎和萎缩性胃炎。

4. 消化性溃疡　①慢性病程、周期性发作、节律性上腹疼痛为其特点，上腹痛可为进食或抗酸药所缓解。②胃溃疡疼痛多在餐后 1 小时发生，经 1~2 小时后逐渐缓解，至下次进食后再重复上述节律；十二指肠溃疡疼痛多在两餐之间发生（饥饿痛），持续不减至下餐进食后缓解，部分患者疼痛还会在午夜发生（夜间痛）。

（二）治疗

1. 推荐处方 1

（1）治法：和胃止痛。

（2）穴方：中脘、内关、足三里。急性胃痉挛痛甚加梁丘；胃神经症加神门、百会。

（3）操作：①毫针刺，胃痛发作时，先针远端穴，提插捻转行较强刺激，持续运针 1~3 分钟，每隔 5 分钟行针 1 次；足三里、梁丘直刺得气后向上斜刺行针，以针感上传至腹部、胃部为佳；再针局部穴，平补平泻，刺激不宜过强。余穴常规操作。②结合灸法、拔罐法，脾胃虚寒及寒邪客胃者中脘、足三里可用温针灸，或用艾炷隔姜灸，每穴 3~5 壮。可加拔罐，留罐 10~15 分钟，起罐休息 3~5 分钟后，可再次重复操作。

2. 推荐处方 2　高位颈节为主方：高位颈节（颈$_{1\sim3}$）夹脊及其在颈背部感觉神经的分布野内的穴位、耳郭内迷走神经分支区、胸$_{10}$~腰$_{2}$ 部夹脊穴、胃俞、内关、足三里。毫针刺，或电针，或刺络拔罐。

3. 推荐处方 3　耳穴方：胃、十二指肠、肝、脾、神门、交感。疼痛剧烈时毫针刺以强刺激，双耳并用；痛缓时宜轻刺激，或用揿针埋藏或压丸法，两耳交替。

4. 推荐处方4　穴位注射方：足三里、胃俞、脾俞、肝俞。每次2穴或一侧穴位，交替进行。用黄芪注射液及复方当归或丹参注射液，背俞穴各注入2.5 mL，足三里注入3 mL。每周3次。适用于慢性胃炎、消化性溃疡。

5. 推荐处方5　穴位埋线法：中脘、足三里、胃俞、脾俞。用一次性无菌埋线针，将0或1号铬制羊肠线1~2 cm，埋入穴位皮下，2周1次。适用于慢性胃炎、消化性溃疡。

（三）按语

1. 针灸对胃脘疼痛以及伴随的上腹胀满不适、嗳气、恶心等症状有明显改善作用。其疗效与发病原因、类型等密切相关。单纯性胃痉挛针灸疗效优越，多可立即见效而痊愈；由胃肠器质性病变所引起者，也有良好的缓痛效果，但应积极治疗原发病。慢性浅表性胃炎的针灸疗效优于萎缩性胃炎；消化性溃疡，病程迁延，易于复发，针灸能有效缓解其临床症状，调节胃酸分泌，利于溃疡愈合。但要根治引起慢性胃炎和溃疡的幽门螺杆菌，必须针药结合，综合治疗。溃疡病出血、穿孔等重症时，应及时采取相应的急救措施。

2. 胃痛注意与肝胆病疾患、胰腺炎及心血管系统疾病相鉴别。饮食和情志因素是胃痛发生或加重的重要原因，故当注重调摄。

三、胃缓

胃缓多指胃腑弛纵不收或胃体下垂，排空延缓，从而出现脘腹痞满，食少易饱，嗳气不舒等临床症状的病证。中医学认为，胃缓的发生多因长期饮食失节，或七情内伤，或劳倦过度所致，基本病机为脾胃失和，中气下陷，升降失常。病位主要在胃，与脾关系密切，病性以虚为本，并可因虚致实，兼见气滞、痰饮等邪，呈现虚实夹杂之候。

根据其病理特征及临床表现，西医学的胃下垂、胃轻瘫综合征可归属中医学的胃缓范畴。胃下垂的发生多是由于膈肌悬吊力不足，肝胃、膈胃韧带功能减退而松弛，腹腔压力降低及腹肌松弛等因素，加上体形或体质等因素，使胃呈一基底低张的鱼钩状，即为胃下垂所见的无张力型胃。胃轻瘫综合征是指以胃排空延缓为特征的临床症状群，是各种因素引起的胃运动障碍；根据病因可分为原发性和继发性两类，原发性又称特发性胃轻瘫，病因不明，多发于年轻女性；继发性常见于糖尿病、胃手术后等。根据起病缓急及病程长短可分为急、慢性两种。临床上慢性多见，症状持续或反复发作常达数月甚至数年。

（一）辨病

以胃腑弛纵（运动减弱）或胃体下垂为主症，常伴脘腹痞满，嗳气不舒，食少易饱等，可诊断为中医学的胃缓。临床常见于胃轻瘫与胃下垂。

1. 胃下垂 ①站立位，胃的下缘（胃大弯）降至盆腔，胃小弯（弧线最低点）低于两髂嵴水平连线以下，X线检查可确诊。②上腹不适，多在餐后、站立及劳累后加重，易饱胀、厌食、恶心、嗳气、便秘等。③根据下垂程度分为Ⅰ、Ⅱ、Ⅲ度。一般以小弯切迹低于两髂嵴连线水平1~5 cm为轻度，6~10 cm为中度，11 cm以上为重度。

2. 胃轻瘫综合征 ①以胃排空延缓为特征的一组症状，临床表现为早饱、上腹胀满、恶心、呕吐、嗳气或上腹痛等。②相关检查未发现上消化道或上腹部有器质性病变。③胃排空试验以胃内测压或胃电图检查可予确诊。

（二）治疗

1. 推荐处方1

（1）治法：健脾和胃，益气升阳。

（2）穴方：中脘、下脘、脾俞、胃俞、足三里。痞满、恶心加内关、公孙。

（3）操作：①毫针刺，中脘透刺下脘，行针后使上腹部有胀闷沉重感，或捻转360°，与皮肤呈45°角缓慢上提，令上腹部有收缩上提感；足三里向上斜刺，促使酸胀感上传。②结合电针、灸法及拔罐法等，在上述毫针刺基础上，腹部穴可用电针，疏波或疏密波交替，强度以患者腹肌出现收缩且能耐受为度，持续刺激20~30分钟；腹部、背部宜用艾条灸，温针灸或隔姜灸法，可加拔罐法。

2. 推荐处方2 芒针透刺提胃治疗方：①巨阙透肓俞。患者取仰卧位，选用长175 mm芒针，自巨阙穴快速刺入皮下，针体沿皮下缓缓捻转进针透至左肓俞穴，医者手持针柄缓慢上提，以手下有重力感，患者脐周与下腹部有上提感为佳。提针速度宜慢，每次治疗提针15分钟，留针10分钟，出针后嘱患者平卧30~60分钟。隔日1次。②提胃（中脘旁开4寸）、升胃（下脘旁开4寸）。用长125~145 mm的芒针，分别朝脐或脐下方向斜刺，得气后先用搓法，然后双手持针柄向上提拉30~50次。间歇5分钟再重复进行，反复操作3~5次。最后将针反方向单向捻转，待针体松动后即可出针。适用于胃下垂。

3. 推荐处方3　穴位埋线方：上脘透中脘、脾俞透胃俞、气海透关元、足三里。用一次性无菌埋线针将0号羊肠线埋置穴内，20天1次。多用于胃下垂。

4. 推荐处方4　迷走神经为主方：耳郭内迷走神经分支区、上脘、中脘、高位颈节（颈$_{1\sim3}$）夹脊及其在颈背部感觉神经的分布野内的穴位、胃俞、足三里。毫针刺，或电针，或刺络拔罐。

（三）按语

1. 针灸治疗本病可明显减轻饱胀、厌食、嗳气等症状，并能增强胃动力，对原发性胃轻瘫疗效显著。胃下垂患者针灸可促进胃肌张力的提高，有利于胃复位。但本病病程较长，须坚持治疗。

2. 平时注意饮食有节，少食多餐，选择富有营养、易消化之品。胃下垂患者应戴胃托，加强腹肌锻炼，增强其张力。继发性胃轻瘫当积极治疗原发病。

四、痞满

痞满是指以心下痞塞，胸膈满闷，触之无形，压之无痛为主症的病证，临床包括胸部和腹部痞满，这里主要讨论腹部痞满。中医学认为，本病病因多为误下伤中、内伤饮食、情志失调，发于胃脘，责之肝脾，病机关键为中焦气机不利，脾胃升降失职。病理性质有虚、实之殊，实为食积、痰湿、气滞等实邪内阻，虚则脾胃虚弱。

西医学的功能性消化不良、胃肠胀气等常见痞满症状。消化不良是临床常见的症候群，分为器质性消化不良及功能性消化不良（又称非溃疡性消化不良）。功能性消化不良是具有胃和十二指肠功能紊乱引起的症状，经检查排除器质性病变的一组临床综合征，病因和发病机制并不清楚，目前认为可能与多种因素有关，已证明本病主要的病理学改变包括胃肠动力障碍、内脏感觉过敏、胃底对食物的容受性舒张功能下降。另外，一般认为社会心理因素与本病发病有密切关系。胃肠胀气是胃肠蠕动功能减弱，以致肠腔内的气体不能正常排出体外所致的腹胀。以下主要论述临床常见痞满症状的功能性消化不良和胃肠胀气，其他疾病引起的痞满可参照治疗。

（一）辨病

1. 功能性消化不良　①有餐后饱胀、早饱、上腹痛和上腹灼热感症状之一种或多种，呈持续或反复发作的慢性过程。②上述症状排便后不能缓解（排除肠易激综合征）。③上述慢性、复发性消化不良症状，持续至少4周以上。④各种检查未能发现器质性病变的一种功能性疾病，即排除可解释症状的器质性疾病。

2. 胃肠胀气　①脘腹胀满、嗳气、矢气，甚或腹痛，腹部叩诊呈鼓音。②单纯性肠胀气与情绪刺激、不良生活习惯以及环境因素有关，除外器质性病变。

（二）治疗

1. 推荐处方1

（1）治法：通调脾胃，行气除痞。

（2）穴方：膻中、中脘、腹结、天枢、内关、足三里。功能性消化不良伴失眠、焦虑等症加百会、神门；肠胀气甚者，加太冲、神阙。

（3）操作：①毫针刺，常规操作，以平补平泻法、中等刺激量为宜。②结合电针及灸法等，在上述毫针刺基础上，痞满实证者，针刺得气后，在足三里、内关或中脘、天枢上连接电针仪，用疏密波，电刺激不宜过大。腹部穴可用温针灸、艾条温和灸，也可加隔姜灸。

2. 推荐处方2　穴位埋线方：中脘、足三里、胃俞、脾俞、肝俞。用一次性无菌埋线针，将0号铬制羊肠线1~2 cm，埋入穴位皮下，15天1次。适用于功能性消化不良。

3. 推荐处方3　穴位贴敷方：神阙、中脘。选醒脾开胃，消食导滞之品，如木香、麦芽、神曲、苍术、莱菔子、砂仁、鸡内金等，共研细末，用米醋或姜汁调成糊状外敷穴位。适用于饮食内停之痞满。

4. 推荐处方4　迷走神经为主方：耳郭内迷走神经分支区、扶突、中脘、高位颈节（颈$_{1\sim3}$）夹脊及其在颈背部感觉神经的分布野内的穴位、胃俞、足三里。毫针刺，或电针，或刺络拔罐。

（三）按语

1. 痞满可由多种原因引起，针灸对功能性消化不良所致的上腹部饱胀，满闷不舒有良好疗效，本病目前西医尚无特效药，主要是经验性对症处理，而针灸治疗能明显改善胃肠症状以及焦虑抑郁等心理状态，值得临床推广应用。针灸对单纯性胃肠胀气及功能性厌食症亦可发挥良好的治疗作用。

2. 功能性消化不良应配合心理治疗，调畅情志。小儿厌食症当注意纠正患儿不良的饮食习惯，肠胀气患者要少食易产气的食物。因局部或全身性疾病所致的厌食症和胃肠胀气，应积极治疗原发病，消除病因。

五、呕吐

呕吐是指胃气上逆，胃内容物从口中吐出的病证。一般以有物有声谓之呕，有物无声谓之吐，无物有声谓之干呕。中医学认为，呕吐发生的原因主要有外邪犯胃、饮食不节、情志失调、体虚劳倦等，其病位在胃，与肝、脾关系密切，基本病机为胃失和降，胃气上逆。

西医学认为，引起呕吐的病因复杂，临床上通常分为反射性与中枢性两类。反射性呕吐主要见于消化系统疾病、内脏炎症（胆囊炎、胰腺炎等）及眼、耳疾病；中枢性呕吐主要见于颅脑疾病、药物反应或中毒及神经性呕吐、妊娠呕吐等。以下主要介绍消化系统以呕吐为主要症状的常见病，其他疾病所致的呕吐可参照进行针灸治疗。

（一）辨病

以呕吐为主要症状，临床需对引起呕吐的常见疾病进一步鉴别。

1. 急性单纯性胃炎　①急性起病，以恶心、呕吐及上腹饱胀、隐痛、食欲减退为主症。②由沙门菌或金葡菌致病者，常于进不洁饮食数小时或 24 小时内发病，多伴有腹泻、发热等。

2. 贲门痉挛（食管-贲门失弛缓症）　以食管缺乏蠕动，食管下端括约肌高压，对吞咽动作的松弛反应减弱为特征：①临床主症为食物反流性呕吐、吞咽困难和下端胸骨后不适或疼痛。②有典型的 X 线检查征象和食管测压特征性表现。

3. 幽门痉挛　本病所致的呕吐通常于餐后几小时内发生，应用解痉药后幽门痉挛缓解，胃排空障碍排除则呕吐停止。

（二）治疗

1. 推荐处方 1

（1）治法：和胃降逆，止呕。

（2）穴方：中脘、胃俞、内关、足三里。急性胃炎伴胃痛者加梁丘；贲门痉挛加膻中、天突；幽门痉挛加膻中、上脘；神经性呕吐加神门、大陵、太冲。

（3）操作：①毫针刺，呕吐发作时，内关强刺激，持续行针 1~3 分钟。中脘用平补平泻法，刺激不宜过强，以免引起胃脘部不适。神经性呕吐，可在进食后（30 分钟内），呕吐未出现之前针刺双侧内关，行针时嘱患者做深吸气和深呼气 2 或 3 次，有利于控制呕吐发作。余穴常规操作。②结合灸法，在上述毫针刺基础上，虚寒加用灸法，艾条温和灸，每穴灸 10~15 分钟，或施以隔姜灸，每穴 4 或 5 壮。

2. 推荐处方 2　穴位注射方：足三里、内关。每次选 1 个穴（双侧）或 2 个穴（单侧），交替使用。用甲氧氯普胺注射液 10 mg，每穴注入 5 mg；或维生素 B_6 注射液 100 mg，每穴注射 50 mg。顽固性呕吐可选异丙嗪 1 mL（25 mg），分别等量注入穴内。

3. 推荐处方 3　耳穴方：胃、贲门、食道、神门、交感、皮质下、肝、脾。用耳穴探棒找准穴位，毫针针刺，或用压丸法，每日按压 4 或 5 次，以耳郭胀、痛、发热为度，每次按压 1~2 分钟。

4. 推荐处方 4　穴位贴敷方：内关、中脘、神阙。姜半夏、黄连、吴茱萸、柿蒂、苏梗、丁香、白术、党参各等量，研粉，使用时加入透皮吸收促进剂（冰片）、凡士林、香油、生姜汁调成膏剂，将药物（5 g）平摊于医用敷贴内圈，清洁穴位皮肤，每穴贴敷 1 剂，每贴持续 8 小时。

（三）按语

1. 针灸治疗呕吐效果良好，既有明显的止呕作用，又无不良反应，尤其对食入即吐，难以服药者针灸可发挥明显优势。穴位注射疗法提供了针药结合的特殊给药途径，既可避免药物内服对胃的不良刺激，又能发挥药物和针灸的双重作用，值得临床推广应用。

2. 因药物反应、妊娠、术后引起的呕吐也可参照前述内容治疗。但上消化道严重梗阻、癌肿引起的呕吐以及脑源性呕吐，针灸只能进行对症处理，应重视原发病的治疗。注意饮食调理，固护胃气，忌暴饮暴食及厚味油腻、生冷不洁、辛辣食物。保持心情舒畅，避免精神刺激。

第三节　肠部病症

一、腹痛

腹痛是指胃脘以下，耻骨毛际以上部位发生疼痛为主症的病证。因腹内有诸多脏腑，故内科、妇科、外科等多种内脏疾病均可出现腹痛。中医学认为，本病多与感受外邪、饮食所伤，情志失调、素体阳虚等因素相关，其病变涉及脾、大肠、小肠、肝、胆等多个脏腑，基本病机为寒凝、湿热、食积、气郁等邪阻滞气机，脉络痹阻，不通则痛，或脾阳不振，中脏虚寒，脏腑经脉失养，不荣而痛。

腹痛的病因十分复杂，以下主要论述西医学的肠痉挛、急慢性胰腺炎、腹型癫痫以及精神性腹痛等以腹痛为主要临床症状的疾病。其他疾病出现的腹痛症状可参照治疗。

（一）辨病

以腹部疼痛为主症，临床需进一步进行病因鉴别。

1. 肠痉挛　肠壁平滑肌阵阵强烈收缩而引起的阵发性腹痛，又称痉挛性肠绞痛，临床上小儿多见，成人也可因肠道疾病而发生。其特点为腹痛突然发作，以脐周为著，发作间歇时无异常体征。

2. 急性胰腺炎　腹痛为主要表现和首发症状，多在饱餐后突然发作，以剧烈而持续的中上腹痛、恶心、呕吐、发热和血、尿淀粉酶增高为特点，不能为一般胃肠解痛药缓解，进食可加剧。

3. 腹型癫痫　突然发作的腹痛，虽疼痛剧烈，但腹部柔软，无压痛、反跳痛和肌紧张，腹痛可在数分钟或数十分钟内自行缓解，且多数患者有其他类型癫痫发作病史，脑电图检查是诊断本病的重要依据。

4. 精神性腹痛　腹痛无明显诱因，部位不固定，有精神紧张、焦虑、恐惧情绪或癔症性表现，常有自主神经功能紊乱的多系统症状，排除器质性病变。

（二）治疗

1. 推荐处方 1

（1）治法：通调腑气，缓急止痛。

（2）穴方：天枢、关元、足三里。寒邪内阻明显者，加神阙；肠痉挛加上巨虚、合谷，若兼有胃痉挛加中脘、梁丘；急性胰腺炎加内关、公孙、太冲；腹型癫痫加鸠尾、内关、百会、大椎；精神性腹痛加神庭、神门、太冲。

（3）操作：①毫针刺，按虚补实泻原则常规针刺。腹痛发作较甚时，先刺远端穴，行强刺激，持续行针 1~3 分钟，以移神定痛，然后再针腹部穴，适当延长留针时间，至疼痛缓解为度。②结合灸法，寒邪内阻腹部穴加灸法；神阙用隔盐灸，余穴用温针灸或隔姜灸；或在腹部施以温灸盒灸，以神阙为中心至脐周天枢、关元等穴缓慢移动灸盒，熨灸至腹部皮肤潮红，温热透至腹内为佳。

2. 推荐处方 2　经验选穴治疗方：以胃痛穴（口角下 1 寸处）、腹痛穴（腓骨小头前下方凹陷中，即阳陵泉）为主穴，伴有恶心呕吐者加胸痛穴（位于前臂背侧尺、桡骨之间，腕关节与肘关节连线的下 1/3 处）。用 40 mm 长毫针，胃痛穴平刺，以局部酸、麻、胀感为宜；腹痛穴直刺，行提插手法，以出现触电样针感向足面、足趾放射为宜；胸痛穴斜刺，行提插手法，以局部酸、麻、胀感为宜。获得针感后立即出针，不予留针。用于各类急性腹痛。

3. 推荐处方 3　穴位贴敷方：神阙。用肉桂、高良姜、小茴香、白芍、木香共研细末，加醋调匀敷于脐部，以胶布固定，可配合热水袋保暖，每次敷贴 4~6 小时，每日 1 次。或选用大葱、生姜、麦麸、食盐各 30 g，切碎捣烂，炒热，贴于穴上，药凉后再加热外敷。用于寒性腹痛，对小儿患者尤为适宜。

4. 推荐处方 4　穴位注射法：双侧足三里。用山莨菪碱注射液 10 mg（1 mL）或阿托品 0.5 mg，分别等量注入穴内。适用于胃肠痉挛性腹痛。

（三）按语

1. 针灸对于各种原因所致腹痛均有较好的缓解作用，尤其是急性单纯性肠痉挛等功能性的腹痛，针灸疗效优越。

2. 腹痛病因众多，应明确诊断。对于器质性原因所致者，针灸缓痛后应重视原发病的治疗。如属急腹症，在针灸的同时应严密观察病情变化，必要时及时采取其他治疗措施。

二、泄泻

泄泻亦称“腹泻”，是以排便次数增多，粪便稀薄或完谷不化，甚至泻出如水样为主症的病证。大便溏薄而势缓者称为“泄”，大便清稀如水而势急者称为“泻”。中医学认为，泄泻的发生常与感受外邪、饮食所伤、情志失调、病后体虚及禀赋不足等因素有关。病位在肠，主病之脏属脾，并与胃、肝、肾密切相关，脾病湿盛是致病关键，基本病机为脾失健运，肠道传导失司，清浊不分，相夹而下。

西医学认为，腹泻是消化系统疾病中常见的一种症状，系指排便次数多于平时，粪便稀薄，含水量增加，有时脂肪增多，带有不消化食物，或含有脓血。腹泻的发病基础是胃肠道的分泌、消化、吸收和运动等功能障碍，以致分泌量增加、消化不完全，吸收量减少和（或）动力加速等，这些因素可互为因果。根据病理生理分类，可分为渗透性、分泌性、渗出性、吸收不良性和胃肠动力性腹泻。按解剖部位结合病因分类，可分为胃原性、肠原性及功能性腹泻。根据病程长短，分为急性泄泻和慢性泄泻（超过 2 个月）。临床上腹泻最常见于各种肠道感染、炎症等疾病；功能性腹泻指无任何细菌、病毒感染的腹泻，一般由胃肠蠕动过快引起。以下主要讨论急性肠炎、功能性腹泻、吸收不良综合征、肠道菌群失调，以及溃疡性结肠炎出现的腹泻。其他类型的腹泻可参照治疗。

（一）辨病

以排便次数增多，粪便稀薄或完谷不化，以及泻出如水样为主症者可诊断为中医的泄泻。临床需进一步对腹泻的病因、类型进行鉴别。

1. 急性腹泻　多见于急性肠炎。常在进食尤其是不洁食物后数小时突然发病，腹泻每日数次至 10 余次，呈黄色水样便，夹未消化食物，一般无黏液脓血。腹痛多位于脐周，呈阵发性钝痛或绞痛。病变累及胃有恶心呕吐、上腹不适等。伴发热、头痛、周身不适、四肢无力等全身症状。血常规中的白细胞可轻度增加；大便常规或培养多为正常，也可见到少量白细胞和红细胞，如系细菌感染可发现致病菌。

2. 慢性腹泻　①功能性腹泻：不伴有腹痛或仅腹部不适的少量多次排泄稀薄便，空腹症状加重。多见于青壮年女性，可长达数年至数十年，呈间歇性发作，常与情绪变化有关，如情绪性腹泻，多伴失眠、健忘、注意力不集中等。排除肠道器质性疾病。②溃疡性结肠炎：一种慢性非特异性结肠炎症，以持续或反复发作的腹泻、黏液脓血便、腹痛为主症；粪便检查无病原体，结合结肠镜检查及黏膜活检，组织学改变可确诊。③吸收不良综合征：小肠消化、吸收功能障碍，造成营养物质从粪便排泄，引起营养缺乏的临床综合征。典型的脂肪泻，粪便稀薄而量多、油脂状；体重减轻；维生素及矿物质缺乏表现。④肠道菌群失调：又称抗生素相关性腹泻。以严重腹泻或慢性腹泻为主要临床表现，在应用抗生素治疗过程中突然发生腹泻，或原有腹泻加重。腹泻多为淡黄绿色水样便，有时如蛋花样。大便直接涂片及培养有过剩菌显著繁殖。

按病理生理将慢性腹泻分为：①渗透性腹泻，由于食物消化和分解不完全或摄入大量不能吸收的溶质引起肠腔内渗透压增高，体液被动进入肠腔引起的腹泻。②分泌性腹泻，由于肠黏膜受到刺激而致水、电解质分泌过多或吸收受抑所引起的腹泻。③渗出性腹泻，由于肠黏膜的完整性因炎症、溃疡等病变受到破坏，造成大量渗出而引起的腹泻。④胃肠动力失常，因胃肠蠕动增快，以致食糜没有足够的时间被消化和吸收引起的腹泻。⑤吸收不良性腹泻，由于各种原因使肠吸收面积减少或吸收功能降低引起的腹泻。

（二）治疗

1. 推荐处方 1

（1）治法：运脾化湿，理肠止泻。以大肠俞募穴、下合穴及足太阴经穴为主。

（2）穴方：神阙、天枢、大肠俞、上巨虚、阴陵泉。寒湿加关元、水分；湿热加内庭、曲池；食滞加中脘、建里；脾胃虚弱加脾俞、胃俞、足三里。久泻虚陷加百会。有明显精神心理症状加神门、内关；溃疡性结肠炎泻下脓血加曲池、合谷、三阴交、内庭。

(3) 操作：①毫针刺结合灸法，神阙用隔姜灸或隔盐灸，余穴常规毫针刺法；小儿患者可浅刺疾出不留针；急性泄泻可每日针灸2次。②针灸结合拔罐法等，在上述常规针灸基础上，神阙、关元可行拔罐或闪罐法。寒湿、脾胃虚弱及阳虚者，天枢可加灸法，用隔附子饼灸，或用艾灸盒灸，将数段长约3 cm的艾条一端点燃后均匀置于灸盒中，放在腹部穴位施灸，灸至皮肤潮红汗出，且热感向腹内深处透达为佳。

2. 推荐处方2　经验穴治疗方：止泻穴，位于踝部，踝关节背屈90°，在足外踝正下方，近跖底的赤白肉际处取之。采用温和灸法，每次10~15分钟；或用山莨菪碱、维生素 B_1、维生素 B_{12} 注射液等进行穴位注射。

3. 推荐处方3　穴位贴敷方：①神阙。寒泻用吴茱萸、丁香、车前子、五倍子、肉桂，依据3∶2∶1∶2∶1例进行配方；热泻选车前子、苍术、苦参，按2∶3∶1比例配方。将药研为细末，每次取10~20 g药粉，以醋和蜂蜜调至糊状，敷于脐部。可配合艾条温和灸，每次10~15分钟，灸后纱布覆盖，医用胶带固定。②神阙、关元。用桂皮180 g、车前子240 g、陈皮90 g、木香120 g，研细混匀备用，治疗时取药末10 g，以生姜汁调成药饼，贴于穴上。再将白发热包（主要成分为硅藻土、烧成硅藻土、还原铁粉、焦炭、食用盐）放置在药饼上，以医用敷贴胶布固定，保留12小时。适用于慢性腹泻及小儿腹泻。

4. 推荐处方4　穴位注射方：双侧足三里。用山莨菪碱注射液5 mg，小儿患者0.2~0.3 mg/kg，分别等量注入穴位。或用维生素 B_1 注射液100 mg (2 mL)和维生素 B_{12} 注射液0.25 mg (2 mL)，每穴注射2 mL药液。

(三) 按语

1. 针灸对急、慢性泄泻均有较好疗效，尤其对功能性腹泻疗效更好。对急性胃肠炎，针刺或配合穴位注射可迅速缓解腹泻、腹痛等症状。但腹泻病因复杂，要达到治愈目的必须结合病因治疗。对腹泻频繁，严重失水者，应采用综合措施。

2. 急性期须控制饮食，治疗期间应注意饮食调理，忌食生冷、辛辣、油腻之品，注意饮食卫生。

三、便秘

便秘即大便秘结不通，主要表现为排便周期延长，或周期不长，但粪质干结，排出艰难，或粪质不硬，虽有便意，但便而不畅。中医学认为，便秘的发生多因饮食不节、情志失调、年老体虚、感受外邪所致；病位主要在肠，与脾、胃、肺、肝、肾等脏腑功能失调有关；基本病机为大肠传导失常，实则多由热结、气滞、寒凝，导致肠腑壅塞，邪阻行便；虚则常因气血阴阳亏虚，气虚则行使无力，阴虚、血虚，肠失濡润，无水行舟。

西医学认为，影响排便过程而发生便秘的因素众多，其中重要的因素有进食过少、食品过于精细缺乏残渣、幽门或肠道梗阻、结肠张力过低、乙状结肠过度和不规则的痉挛性收缩以及腹肌、膈肌、肛提肌及（或）肠壁平滑肌收缩力减弱等。便秘分类按病程或起病方式可分为急性和慢性便秘；按有无器质性病变分为功能性与器质性便秘；按粪块积留部位分为结肠和直肠便秘。器质性便秘主要包括直肠、肛门、结肠病变，其他疾病引起排便的相关肌肉肌力减退。功能性便秘主要见于单纯性便秘，由进食过少、食品精细缺乏残渣，对结肠运动缺乏足够的刺激；排便习惯受到干扰，常由于精神因素、生活规律改变、长途旅行、环境改变等未能及时排便；或长期滥用强泻药之后，使肠道的敏感性减弱，形成对泻药的依赖性。以下主要论述功能性便秘，器质性便秘以治疗原发病因为主，可参照治疗。

（一）辨病

以粪便干结，排便费力为主症。临床应首先分辨功能性和器质性便秘，排除引起便秘的器质性病因，如由胃肠道疾病、累及消化道的系统性疾病（糖尿病、神经系统疾病等）引起，即可诊断为功能性便秘。慢性功能性便秘主要分为慢传输型、出口梗阻型和混合型三种类型，其病变部位和病理改变各不相同。

1. 慢传输型　慢传输型又称排空迟缓型或结肠无力。①以结肠动力减弱、传输时间延长为主要特点。②表现为排便次数减少，缺乏便意或粪质坚硬。③影像学或实验室检测提示有全胃肠或结肠通过时间延缓或结肠动力低下。

2. 出口梗阻型　出口梗阻型又称盆底功能障碍或盆底肌协调运动障碍，是指粪便堆积于直肠内而不能顺利从肛门排出。①表现为排便不尽感、排便费力或排便量少，肛门、直肠坠胀感。②排便时肛门外括约肌呈矛盾性收缩。③肛门直肠动力学检测、耻骨直肠肌电图显示功能异常。

3. 混合型　兼具以上两型的特点。

（二）治疗

1. 推荐处方 1

（1）治法：理肠通便。

（2）穴方：天枢、归来、大肠俞、上巨虚、支沟、足三里。热证加曲池、内庭；寒证加神阙、关元；虚证加脾俞、气海。慢传输型便秘加大横、腹结；出口梗阻型便秘加八髎、长强、承山。

（3）操作：①毫针刺结合电针法，天枢、大横、腹结等腹部穴及八髎穴当酌情深刺 1.5~2 寸，至腹部或盆腔内有较强针感；并加用电针，慢传输型接双侧天枢、大横，出口梗阻型接双侧中髎、下髎，选疏密波，频率 2 Hz/15 Hz，以患者局部肌肉轻微颤动为度，刺激 30 分钟。②结合灸法，在毫针刺基础上，寒证、虚证可加灸法；神阙、天枢、关元、足三里及背俞穴，用艾条温和灸或温针灸；腹部及背部穴亦可使用艾灸盒，每次灸 20 分钟。

2. 推荐处方 2　腹部穴毫针深刺法治疗方：天枢、腹结、上巨虚、足三里。天枢、腹结用 0.30 mm×（50~75）mm 不锈钢毫针快速破皮，然后缓慢垂直深刺，通过脂肪层，直至腹膜壁层即止（此时患者感觉揪痛或较剧烈的刺痛，同时医者自觉针尖有抵触感），深度 40~50 mm，不提插捻转，再接以电针仪，选疏密波；上巨虚、足三里用提插捻转法，留针期间每 10 分钟行针 1 次。每次治疗 30 分钟。

3. 推荐处方 3　穴位埋线方：天枢透大横、气海透关元、大肠俞透肾俞、足三里、上巨虚。用一次性无菌埋线针将羊肠线埋置穴内，每 2 周 1 次。

4. 推荐处方 4　穴位注射方：天枢、大肠俞、上巨虚、足三里，每次选 2 穴（双侧）。用维生素 B_1、维生素 B_{12}注射液，每穴注射 0.5~1 mL；慢传输型可用新斯的明注射液 1 mL（0.5 mg），双侧足三里注射，每侧 0.5 mL；或辨证选用相应的中药制剂，如虚秘偏气虚者用黄芪注射液，气阴两虚者用生脉注射液，每穴注射 1~2 mL。

5. 推荐处方 5　穴位贴敷方：神阙。用生大黄、芒硝各 10 g，厚朴、枳实、猪牙皂各 6 g，冰片 3 g。共研为细末，每取 3~5 g，加蜂蜜调成膏状，敷贴于脐部，胶布固定。并可结合艾炷灸，先取药粉填入脐中，上置艾炷点燃施灸，每次 4~5 壮，灸毕用麝香膏封固药粉。若皮肤出现红、痒、水疱等过敏反应，则及时去除药贴。

6. 推荐处方 6　迷走神经为主方：耳郭内迷走神经分支区、中脘、天枢、高位颈节（颈$_{1\sim3}$）夹脊及其在颈背部感觉神经的分布野内的穴位、胃俞、足三里。毫针刺，或电针，或刺络拔罐。

（三）按语

1. 针灸治疗本病尤其对功能性便秘有较好效果，其中慢传输型的疗效优于出口梗阻型者。如经治疗多次而无效者须查明原因。

2. 加强身体锻炼，避免久坐少动，多食粗粮蔬果，多饮水。养成定时排便习惯，并可配合每天以脐为中心顺时针方向按摩腹部。长期便秘患者常伴精神心理因素，当注意心身同治。

四、肠痈

肠痈是外科常见的急腹症，临床以转移性右下腹疼痛和右下腹局限性压痛为特征。中医学认为，肠痈的发生多因饮食不节、寒温不适、饱食后剧烈运动或情志所伤，引起肠腑传导功能失常。病位在大肠，基本病机为肠腑气滞血瘀，瘀久化热，热瘀互结，血败肉腐而成痈脓。

本病相当于西医学的急性、慢性阑尾炎，阑尾管腔阻塞是急性阑尾炎最常见的病因，其中约有 60%是由于淋巴滤泡的明显增生所致，多见于年轻人群；约有 35%是由于粪石阻塞引起；另外，还有极少部分是由于异物、炎性狭窄、食物残渣等原因引发。阑尾管腔阻塞，内压力升高，导致血液循环障碍，炎症加剧；细菌繁殖，分泌毒素，损伤黏膜上皮而形成溃疡，并侵犯肌层，阑尾壁间质压力增高，血液循环障碍，最终导致阑尾缺血、梗死或坏疽。慢性阑尾炎多数是由急性转变而来，但也有开始即呈慢性过程者。

（一）辨病

以转移性右下腹疼痛，疼痛呈持续性，阵发性加剧为主症，临床应分清急性和慢性。

1. 急性阑尾炎　①转移性右下腹痛：疼痛始于上腹，逐渐移向脐部，6~8小时后移向并局限在右下腹。②伴纳差、恶心、呕吐、腹泻或便秘等胃肠道症状，体温随症状加重而升高。③右下腹麦氏点压痛、反跳痛及腹肌紧张。④外周血白细胞计数和中性粒细胞比例增高。可分四种病理类型：急性单纯性阑尾炎、急性化脓性阑尾炎、坏疽性及穿孔性阑尾炎、阑尾周围脓肿。

2. 慢性阑尾炎　①既往多有急性阑尾炎发作病史。②症状不典型，常有右下腹疼痛或不适感，剧烈活动或饮食不节可诱发。③阑尾部位局限性压痛。

（二）治疗

1. 推荐处方 1

（1）治法：清热导滞，通腑止痛。

（2）穴方：天枢、上巨虚、阑尾、阿是穴。肠腑气结加合谷、足三里；热盛加曲池、内庭；呕吐加内关、中脘。

（3）操作：①毫针刺，急性阑尾炎多采用强刺激泻法，可先取远端穴，持续行针数分钟，再刺腹部穴，用捻转泻法，每日 2 次。阿是穴在腹部压痛点选穴。实施动留针。可留针 1~2 小时。②结合电针及灸法，毫针刺基础上，以天枢与腹部压痛点，上巨虚与阑尾分为两组，分别接电针，用密波或疏密波交替，每次 20~30 分钟，强度以患者能耐受为度；慢性阑尾炎以阑尾、阿是穴为重点，采用艾条雀啄灸，每穴灸 20~30 分钟，或隔姜灸每穴 5 壮。

2. 推荐处方 2　穴位注射方：阑尾、足三里。用 10%葡萄糖注射液，每穴注入 2~3 mL，或庆大霉素，每穴注入 4 万 U。

（三）按语

1. 针灸对单纯性急、慢性阑尾炎未化脓者疗效较好，能有效缓解疼痛、呕恶等症状。若已化脓或有穿孔、坏死倾向者，宜及时转外科处理。对术后患者应用针灸可有效促进胃肠功能恢复。

2. 初期、酿脓期肠痈，可根据患者食欲情况给予流质或半流质；对于溃脓期肠痈应根据病情轻重给予流质或禁食。

第六章

泌尿生殖系统疾病

第一节　泌尿系病症

一、水肿

水肿指体内水液潴留、泛溢肌肤或体内而引起的头面、眼睑、四肢、腹背甚至全身浮肿的一类病症，又称“水气”。中医学认为，水肿是全身气化功能障碍的一种症状表现，常因于风水相搏、水湿浸渍、湿热内蕴、脾虚湿困、阳虚水泛，致肺、脾、肾三脏功能失调，三焦水道失畅，水液停聚，泛溢肌肤而成。正如《景岳全书·肿胀》云：“凡水肿等证，乃肺脾肾三脏相干之病。盖水为至阴，故其本在肾；水化于气，故其标在肺；水唯畏土，故其制在脾。今肺虚则气不化精而化水，脾虚则土不制水而反克，肾虚则水无所主而妄行。”总体上可分为阳水和阴水两大类，阳水以急性发作，初起眼睑浮肿，继则遍及全身，肿势以腰部以上为主，皮肤光泽，按之凹陷易复，小便短少而黄为主症；阴水以慢性发病，下肢先肿，初起足跗微肿，逐渐肢体浮肿，下肢为甚，按之没指，凹陷难复，肿势时重时轻，尿少色清为主症。另外又有肾水、脾水、肝水、心水和肺水之分。总之，其本在肾，其标在肺，其制在脾，可涉及肝、心。局限性水肿多由于局部经脉阻滞，络脉不畅，气血运行受阻，使水湿停聚局部而成水肿，即“血不利则为水”的一种表现。

西医学认为，人体血管外组织间隙体液积聚时则形成水肿，是多种疾病的一种症状，其发生的机制主要与钠和水的潴留、毛细血管滤过压降低、毛细血管内流体静力压升高或毛细血管壁通透性增高、廊浆胶体渗透压降低、淋巴回流受阻及组织液压力降低等因素有关。水肿按波及的范围总体上可为局限性和全身性水肿两类，前者指体液聚集于局部组织间隙中，后者指身体各部的组织间隙均有体液聚集。水肿最常见于肾病、右心衰、肝硬化、营养障碍、内分泌失调、妊娠高血压等疾病；乳癌术后也常导致上肢淋巴水肿。

（一）辨病

以头面、眼睑、四肢、腹背出现水肿或全身浮肿为主症时，即可诊断为中医水肿。临床应进一步分清是全身性还是局限性水肿，并辨别导致水肿的病因及疾病。

1. 全身性水肿　以对称性分布为特征，依病因或病变程度不同，轻者仅有晨间轻度眼睑水肿，或久坐久立后足背水肿、手指发胀；严重者延及会阴，可伴胸腹水。①内脏病：均在明确的基础病变后出现水肿，包括肾源性（在清晨有眼睑及颜面水肿，或踝部水肿，重者波及全身）、心源性（以重力性水肿为特点，主要表现在脚和下肢，严重者可出现胸水，颜面一般无水肿，活动后加重，休息晨起减轻）、肝源性（多出现腹水）。②内分泌障碍：黏液性水肿常见于甲状腺功能减退症，以黏液样面容为特征，面部呈“假面具样”，以颜面和下肢出现水肿，压之无明显凹陷为特点。经前期综合征可出现眼睑、手部及踝部水肿，伴乳房胀痛。③特发性水肿：原因不明的全身性水肿，几乎只见于女性，往往和月经周期相关。水肿受体位影响，且呈昼夜周期性波动，在晨起时仅表现为轻微的眼睑、面部及两手水肿，随着起立及白日时间的推移，水肿将移行到身体下半部，足、踝部有明显凹陷性水肿，到傍晚时水肿最为明显。立卧位水试验有助于此病的诊断。④营养不良蛋白质缺乏：出现程度不同的浮肿，初期较轻，局限于下肢、面部等，血浆蛋白总量及白蛋白浓度可正常或稍低，机体消瘦明显；当血浆蛋白总量在0.5%以下，尤其是白蛋白逐渐降至2%～3%时，浮肿可发展至全身，并有胸水和腹水。⑤药物性水肿：可见于应用糖皮质激素、雄激素、雌激素、胰岛素、萝芙木制剂、甘草制剂等治疗过程中。

2. 局限性水肿　①淋巴回流受阻：可引起该淋巴系统输纳区的局限性水肿。乳癌术后上肢淋巴水肿，发生率达10%～37%，患者常在术后1年内患侧上肢出现不同程度的肿胀、胀痛麻木，易疲劳乏力、反复感染和活动受限，淋巴管造影即可确诊。丝虫病可引起淋巴管炎和淋巴结炎，出现局限性水肿，严重者出现皮肤粗糙增厚，如皮革样，以下肢象皮肿多见。②局部炎症：由于疖、痈、丹毒、蜂窝组织炎等局部炎症所致的水肿，一般有局部潮红、压痛。③肢体静脉血栓形成或血栓性静脉炎：多见于下肢，表现为非对称性水肿，静脉造影可确诊。④慢性上腔静脉阻塞综合征：水肿出现于面、颈、上肢及上胸部，称为“披肩状”水肿，静脉造影可确诊。⑤慢性下腔静脉阻塞综合征：患者以腹胀、腹壁静脉曲张、下肢及阴囊水肿为特点，静脉造影可确诊。⑥血管神经性水肿：属第一型变态反应局部反应型，常突然发生局限性水肿，消退也较迅速，患者常有过敏史。多发于面部（口唇、眼睑）、耳垂、阴囊、舌、咽等组织疏松部位，手足也可发生。局部表现为广泛弹性水肿，光亮如蜡，扪之有韧性，无可凹性水肿，边界不清，皮肤颜色正常或微红，有灼热微痒或无不适。

（二）治疗

1. 全身性水肿

（1）推荐处方 1

①治法：疏风清热，调肾利水，消肿。

②穴方：水分、水道、肾俞、膀胱俞、三焦俞、委阳、阴陵泉。心源性加心俞、内关；肾源性加肾俞、阴谷；肝源性加肝俞、期门；黏液性水肿加阿是穴（甲状腺局部）、鱼腰、承泣、颧髎、足三里、三阴交；经前期综合征性水肿加百会、印堂、神门、合谷、昆仑、照海；特发性水肿加脾俞、肝俞、肾俞、合谷、三阴交、足三里、照海；营养不良性水肿加气海、关元、脾俞、足三里、悬钟；腹水加中极；胸水加膻中、中府；面部浮肿显著加承泣、颧髎。

③操作：毫针刺，阳水以泻法为主，阴水以平补平泻补法为主。结合刺络拔罐法及灸法等，在毫针常规操作基础上，阳水可在背部腧穴上行刺络拔罐法，肢体穴位可点刺出血。阴水可在下肢和腹部、后背部穴位针刺后，行温针灸或艾炷灸、艾条灸法；或在腹部行隔附子饼灸法。

（2）推荐处方 2

穴位贴敷方：取车前子 10 g 研为细末，与独头蒜 5 枚、田螺 4 个共捣成泥，敷神阙穴；或用蓖麻籽 50 粒、葱白 3~5 个，共捣烂敷涌泉。适用于全身性水肿或腹水。

2. 局限性水肿

（1）推荐处方 1

①治法：通经活血，祛瘀消肿。

②穴方：阿是穴。上肢肿胀加极泉、曲池、外关；手背肿胀加阳池、合谷、八邪；下肢肿胀加阳陵泉、足三里、三阴交、悬钟；足背肿胀加解溪、丘墟、八风。

③操作：毫针刺结合刺络拔罐法，阿是穴，即在患肢最肿胀处，选择 3~5 个针刺点，用点刺法或散刺法浅刺出血，加拔罐，吸出瘀血或黄色液体 1~2 mL,除去火罐，用生理盐水棉球清洁拔罐面后，用无菌黄连纱布湿敷创面。如局部肿胀明显，则在刺血后最肿胀部位分别拔 1~3 个火罐，每罐拔出 1~2 mL 黄色液体后，换罐再拔，1 个部位可连续拔 1~3 次，拔出液体 3~15 mL。余穴常规毫针刺法。结合灸法，在毫针刺基础上，于肿胀明显部位（阿是穴）上行艾条温和灸，或温针灸法，使患者局部有温热感而无灼痛为宜，至皮肤出现红晕为度。亦可在上述刺络拔罐后，加灸法。

（2）推荐处方 2

三棱针方：①三焦俞、肾俞、阴陵泉、委中。以三棱针点刺出血数滴。适用于慢性肾炎的水肿。②用三棱针在患肢每个井穴上点刺，每穴挤出血液 3~5 滴，每周一次。适宜于肢体肿胀。

（3）推荐处方 3

火针方：水肿明显处常规消毒，用 1 寸毫针 1~2 支，在酒精灯上烧至通红，快速刺入水肿处皮下 5~10 mm 深，迅速拔针，快进快出，沿水肿处排刺，针间距可在 1 cm 左右，可配合挤压，放出血水为宜。适宜于肢体部位水肿。

（三）按语

1. 针灸治疗水肿有一定疗效，尤其对局限性水肿疗效最好，对于全身性水肿的特发性水肿、经前期综合征出现的水肿也有很好疗效。对于有原发病的水肿，必须在治疗原发病的基础上，采用针灸治疗。当出现胸满腹大、咳喘、心慌神昏等水气凌心犯肺等急症时，要采用急救措施。

2. 水肿初期宜进无盐饮食，肿势消退后（约 3 个月）低盐饮食，待病情好转再逐渐增加盐量，尤其对于肾病患者。慎防感冒，避免劳倦。

二、癃闭

癃闭是指尿液排出困难，甚则小便闭塞不通为主症的病证。以病势较缓、小便不利、点滴而出为“癃”；病势较急、小便不通、欲解不得为“闭”，统称为“癃闭”。中医学认为本病的病因病机是湿热下注、肝郁气滞、肾气亏虚以及尿路瘀阻等导致三焦气化不利，膀胱开合失司。其病位在膀胱，又与三焦关系密切。

西医学的尿潴留归属于癃闭范畴，是指膀胱内充满尿液而不能排出，常由排尿困难发展到一定程度引起。根据临床表现分为急性和慢性尿潴留。根据病因一般分为机械性梗阻和动力性障碍两类，其中以机械性梗阻多见，如良性前列腺增生、肥大，前列腺肿瘤；膀胱颈梗阻性病变如膀胱颈挛缩，局部肿瘤，尿道结石等。动力性梗阻是指膀胱出口、尿道无器质性梗阻病变，尿潴留系由排尿动力障碍所致，最常见原因为中枢和周围神经病变，如脑卒中、脊髓或马尾损伤、肿瘤以及糖尿病，造成神经源性膀胱功能障碍引起排尿困难；直肠或妇科手术损伤副交感神经分支，痔疮、肛瘘手术以及腰麻术后出现排尿困难，导致尿潴留。此外，各种松弛平滑肌的药物如阿托品等，以及妇女产后偶尔可见排尿困难引起尿潴留。

（一）辨病

以排尿困难，尿液在膀胱中潴留为主要临床表现。临床应分清急性、慢性尿潴留，以及机械性梗阻、动力性障碍等病因，并对相关疾病进行鉴别诊断。

1. 神经源性膀胱功能障碍　患者常有中枢或周围神经系统损害的病史和体征，如有下肢感觉和运动障碍，会阴皮肤感觉减退、肛门括约肌松弛或反射消失等；临床表现有排尿困难、残余尿量较多，常伴肾积水和肾功能不全。尿路造影显示上尿路有扩张积水，膀胱常呈“圣诞树”形；尿流动力学检查可明确诊断。

2. 前列腺增生症　前列腺增生症是增生的腺体压迫膀胱颈部和后尿道引起

的尿路梗阻。见于50岁以上男性，表现为尿频，尤其夜尿次数增多，渐有排尿困难，余溺不尽，严重时尿闭。直肠指检多数患者可触到增大的前列腺，表面光滑，质韧、有弹性，边缘清楚，中间沟变浅或消失；经腹壁B超扫描可清晰显示前列腺体积大小，增生腺体是否突入膀胱，还可以测定膀胱残余尿量。

3. 产后尿潴留　女性分娩6~8小时后仍然不能自己排尿或排尿不畅，致尿液在膀胱内积聚不能排出，膀胱有涨满感，且排除神经及尿路的创伤。

4. 术后尿潴留　腹部手术拔掉导尿管后，或肛肠手术后，出现排尿困难而致尿潴留。

（二）治疗

1. 推荐处方1

（1）治法：调理膀胱，行气利尿。

（2）穴方：秩边、水道、中极、膀胱俞、三阴交。神经源性膀胱功能障碍可根据损伤部位进行配穴，如中风后尿潴留加四神聪、百会，脊髓病变加局部夹脊穴、督脉穴。前列腺增生症加曲骨、会阴；产后尿潴留加会阴、子宫、曲骨、次髎；肛肠术后尿潴留加长强、次髎、承山；腹部手术拔掉尿管后心理原因导致的尿潴留加神门、三阴交。

（3）操作：①毫针刺，秩边深刺，提插法，以针感向前阴部放射为佳，可不留针；水道、中极、曲骨，提捏进针，针尖向下平刺1~1.5寸，不可过深，以免伤及膀胱，行捻转泻法1分钟，使针感向下传导；余穴常规操作，留针20~30分钟。②结合电针法、灸法，双侧水道，针尖向曲骨方向沿皮透刺1~1.5寸，接通电针，选疏密波，频率为20 Hz，通电5~10分钟。神经源性尿潴留可加灸法；仰卧位，腹部中极、水道、曲骨处行大艾炷隔姜片或隔附子饼灸3~7壮，有尿意即可停止；腰部膀胱俞，行艾条温和灸10~20分钟。

2. 推荐处方2　腰、骶丛神经及膀胱点电针治疗方：腰神经丛、膀胱，骶神经丛、膀胱下点。腰神经丛由腰椎2、3、4棘突中点旁开3 cm进针，直刺1.5~2寸；骶神经丛由关元俞进针，针尖朝脊柱斜刺，穿过腰椎横突达神经根部；膀胱点位于耻骨联合上2 cm，直刺1.5寸；膀胱下点位于耻骨联合上1 cm，刺法同膀胱点。两组刺激点同时选用，针刺得气后接电针仪，断续波型，左右分别通电，电流强度以患者能耐受为宜，通电 20~30 分钟。

3. 推荐处方 3　皮肤针方：用轻中度刺激叩刺腰骶部、下腹部、中极、关元、小腿内侧、阳性反应点处，直至皮肤潮红为度。

4. 推荐处方 4　穴位注射方：次髎或中极。以 2 mL 注射器，5 号封闭针头，吸取 0.5 mg 新斯的明注射液，常规法操作。

5. 推荐处方 5　灸法方：神阙。将食盐炒黄待冷放于神阙穴填平，再用 2 根葱白压成 0.3 cm 厚的薄饼置于盐上，将大艾炷置葱饼上施灸，至温热入腹内有尿意为止。

（三）按语

1. 针灸治疗癃闭疗效满意。若膀胱充盈过度，可在关元局部揉按并逐渐加压，经针灸治疗 1 小时后仍不能排尿者，应及时采取导尿措施。

2. 癃闭患者往往伴有精神紧张，在针灸治疗的同时，给予患者心理暗示和消除患者的紧张情绪有利于自主排尿，也可反复做腹肌收缩、松弛的交替锻炼。

三、淋证

淋证是以小便频数短赤，淋沥刺痛，欲出未尽，小腹拘急或痛引腰腹为主要特征的病症。中医学认为，淋证病因可归结为外感湿热、饮食不节、情志失调、禀赋不足或劳伤久病；其病位在肾与膀胱，且与肝、脾关系密切。主要病机为下焦湿热，热移膀胱，导致膀胱气化不利；或年老或劳伤，脾肾气虚失于固摄而膏脂下泄；或阴虚火旺，虚火灼伤脉络。根据淋证的症状和病因病机，一般多分为热淋、血淋、石淋、气淋、膏淋和劳淋六种。

西医学的尿路感染、尿路结石、急慢性前列腺炎、尿道综合征和乳糜尿等属于中医学的淋证范畴。临床上以尿路感染最为常见，是各种病原微生物引起的尿路感染性疾病，主要包括肾盂肾炎和膀胱炎，后者占尿路感染的 60%以上。尿路结石包括肾结石、输尿管结石、膀胱结石和尿道结石，一般下尿路结石可见淋证的表现，由于尿路结石是淋证中较为特殊的一种，即石淋，在本病的附篇中将详细论述。前列腺炎是由于致病菌感染和（或）某些非感染因素刺激所导致的以骨盆区域疼痛不适、排尿异常、性功能障碍为主要表现的疾病。尿道综合征主要见于女性，主要由各种因素引起尿道括约肌不自主痉挛和收缩所致。

乳糜尿属于中医学膏淋范畴，是由局部淋巴液渗出形成以“小便混浊”为主要特征的一类疾病，分为感染性和非感染性，感染性主要由丝虫病引起，非感染性不多见。

（一）辨病

以小便频急，淋沥不尽，尿道涩痛，小腹拘急或痛引腰腹，或浑浊如米泔水等为主症者，可诊断为中医学的淋证。临床应进一步辨别引起淋证的相关疾病。

1. 尿路感染　典型的尿路感染有尿路刺激征（尿频、尿急、尿痛、排尿不适、下腹部疼痛）、感染中毒症状（发热）、腰部不适等，结合尿液改变和尿液细菌学检查，凡有真性细菌尿者，即可诊断为尿路感染，需定位诊断是上尿路（肾盂肾炎）或下尿路感染（膀胱炎）。急性肾盂肾炎起病较急，伴发热、寒战，体温多在38.0℃以上。慢性肾盂肾炎可有急性肾盂肾炎病史，常见程度不同的低热、间歇性尿频、排尿不适、腰部酸痛及肾小管功能受损表现，如夜尿增多、低比重尿等。膀胱炎：表现为典型尿路刺激症状，部分患者迅速出现排尿困难，排尿终末时明显，膀胱区压痛，尿液常混浊，并有异味，约30%可出现血尿，少数患者出现腰痛、发热，但体温常不超过38.0℃。

2. 膀胱结石　典型症状为排尿突然中断，疼痛放射至远端尿道及阴茎头部，伴排尿困难和膀胱刺激症状，跑跳或改变排尿姿势后，能使疼痛缓解，继续排尿，常有终末血尿。

3. 尿道综合征　多见于女性，患者有尿频、尿急、尿痛及排尿不适等尿路刺激症状，但多次检查均无细菌尿。部分可能由于逼尿肌与膀胱括约肌功能不协调、妇科或肛周疾病、神经焦虑等引起，也可能是衣原体等非细菌感染造成。

4. 前列腺炎　急性前列腺炎起病急骤，有尿频、尿急、尿痛及直肠刺激症状，伴高热、寒战、厌食、乏力等。尿镜检可见大量白细胞及脓细胞，尿道分泌物检查及细菌培养可以发现致病菌。慢性多由急性迁延而来，有细菌性和非细菌性之分。一般均有前列腺的压痛，及会阴部、下腹部隐痛。

5. 乳糜尿　反复发作的乳白色尿，或伴血尿，在高脂肪餐或劳累后诱发或加重，或有其他丝虫病症状。淋巴造影可观察淋巴管与尿路的通道。

（二）治疗

1. 推荐处方1

（1）治法：清热化湿，利水通淋。

（2）穴方：中极、膀胱俞、次髎、阴陵泉。尿路感染加曲骨、曲池、血海、大椎、耳尖；尿道综合征加曲骨、会阴、神门、三阴交；前列腺炎加曲骨、大椎、曲池、秩边、水道；乳糜尿加脾俞、肾俞、足三里、三阴交。

（3）操作：①毫针刺，腹部如中极、曲骨向下斜刺1～1.5寸，有强烈酸胀或放电感至阴部为佳；膀胱俞、膈俞、肾俞等针尖朝向脊柱方斜刺0.8～1寸；耳尖用短毫针点刺，放血2或3滴；余穴常规操作。急性期和症状较重者，每日治疗2次。②结合电针法，在上述毫针刺基础上，膀胱俞、次髎（或中极、曲骨）可接电针，疏密波，每次20分钟。

2. 推荐处方2　灸法方：关元或神阙。可行艾条灸，或神阙隔盐大艾炷灸，关元隔姜灸，至皮肤潮红为度。适用于劳淋。

3. 推荐处方3　皮肤针方：关元、曲骨、水道、归来、三阴交、曲泉、第3腰椎至第4骶椎夹脊。用皮肤针轻刺激，至皮肤红润为度。

4. 推荐处方4　穴位贴敷方：甘遂30 g、麝香少许（也可用冰片代替）、面粉适量。将甘遂研细末装瓶备用，用时取10 g药末兑入麝香或冰片、面粉，加温开水调成糊状，将之贴于中极穴处，药面直径约2寸，用保鲜膜覆盖，胶布固定。每日1或2次，排尿后取下。加热敷则效更佳。

（三）按语

1. 针灸治疗淋证常可迅速缓解尿路刺激症状。注意局部卫生，多饮水、勤排尿，是有效的辅助治疗方法。

2. 膏淋、劳淋气血虚衰者应适当配合中药治疗，以针药结合疗效更佳。

3. 前列腺炎是一种较顽固的疾病，针灸有较好疗效，但由于其病变部位较为特殊，需长期坚持治疗。

四、尿失禁

尿失禁是在清醒状态下尿液不能控制而自行流出的一种病症，可发生于任何年龄，但以女性和老年人为多。中医学称为小便失禁、小便不禁等，认为本病多由于禀赋不足、病后气虚、劳伤、老年肾亏等，使下元不固、膀胱失约而致。其他如创伤瘀滞下焦、湿热下注积于膀胱等亦可致尿失禁。

西医学认为尿失禁是由于膀胱括约肌损伤或神经功能障碍而丧失排尿自控能力，使尿液不自主地流出。根据发病原因分为真性尿失禁、假性尿失禁、压力性尿失禁、急迫性尿失禁、反射性尿失禁等类型。真性尿失禁又称完全性尿失禁、无阻力性尿失禁，指尿液连续从膀胱中流出，膀胱呈空虚状态，常见原因为外伤、手术或先天性疾病引起的膀胱颈、尿道括约肌损伤。假性尿失禁，又称充溢性尿失禁，指膀胱功能完全失代偿，过度充盈而造成尿不断溢出，见于各种原因所致的慢性尿潴留，膀胱内压超过尿道阻力时，尿持续或间断溢出。急迫性尿失禁是指严重的尿频、尿急而膀胱不受意识控制发生排空，常继发于膀胱的严重感染，可能由膀胱的不随意收缩引起。压力性尿失禁指当腹内压突然增高（咳嗽、喷嚏、大笑、屏气等）时，尿液不随意流出，因膀胱与尿道之间正常解剖关系的异常，使腹压增高传导至膀胱和尿道的压力不等，尿道括约肌没有相应的压力增高所致；盆底肌松弛也为常见原因，主要见于女性，特别是多次分娩或产伤者。反射性尿失禁由完全的上运动神经元病变引起，排尿依靠脊髓反射，患者不自主地间歇排尿（间歇性尿失禁），排尿没有感觉。另外，亦有因精神、环境因素引起的精神性尿失禁，老年人因使用药物（镇静剂、抗胆碱能药、抗抑郁药和利尿剂）所引起的药物性尿失禁。

（一）辨病

辨病以尿液不随意识控制而自行流出为主症，可诊断为尿失禁。临床应进一步分析引起尿失禁的原因。

1. 完全性尿失禁　尿道阻力完全丧失，膀胱内不能储存尿液，尿液持续不断地流出，膀胱呈空虚状态，常见于外伤、手术或先天性疾病引起的膀胱颈、尿道括约肌损伤。还可见于女性尿道口异位、膀胱阴道瘘等。

2. 充溢性尿失禁　下尿路有较严重的机械性（如前列腺增生）或功能性梗阻引起的尿潴留，膀胱呈膨胀状态，当膀胱内压上升到一定程度并超过尿道阻力时，尿液不断地自尿道中滴出。该类患者的膀胱呈膨胀状态。

3. 压力性尿失禁　当腹压骤然增加时，如在用力咳嗽、打喷嚏、大笑、行走或跑步时，少量尿液不自主溢出，常见于多次分娩、产伤的女性，也可见于妊娠子宫、盆腔肿瘤压迫等。临床根据症状程度分为三度：Ⅰ度，咳嗽、大笑、打喷嚏、剧烈活动时发生尿失禁；Ⅱ度，站立、行走、屏气等轻微用力时或由坐位站起时即可发生尿失禁；Ⅲ度，尿失禁与活动无关，卧位时亦可发生尿液不自主溢出。

4. 急迫性尿失禁　强烈的、不能控制的尿频、尿急等症状。其病因较复杂，大致可分为两类：①神经源性尿失禁，由于脊上神经系统病变（脑血管疾病、脑肿瘤、脑外伤等）引起的逼尿肌反射亢进，一旦括约肌神经损伤或疲乏，不能抵抗逼尿肌反射产生的压力所致，如大脑皮质感觉中枢功能完全受损，这类抑制性反应也将消失，从而加重尿失禁的症状；②非神经源性尿失禁，主要由膀胱感染、结石、肿瘤及间质性膀胱炎等刺激，增加膀胱的敏感性，引起逼尿肌的不稳定性收缩所致。

5. 反射性尿失禁　反射性尿失禁是由完全的上运动神经元病变引起，排尿完全依靠脊髓反射，患者不自主地间歇排尿（间歇性尿失禁），排尿没有感觉。

（二）治疗

1. 推荐处方 1

（1）治法：化瘀通经，固摄膀胱。

（2）穴方：中极、气海、肾俞、膀胱俞、三阴交。

（3）操作：①毫针刺，背俞穴向脊柱方向斜刺 1~1.5 寸，针刺中极等腹部穴位时，患者需排空小便，向曲骨方向斜刺 1~1.5 寸，使针感向阴部放散。②结合电针、灸法等，在上述毫针刺基础上，中极、三阴交，或中极、气海，或肾俞、膀胱俞，接通电极，用疏波，或疏密波交替，刺激 30 分钟。背俞穴或者腹部穴位行艾灸或者针上加 2 cm 长艾粒灸 30 分钟；或用大艾炷隔姜灸 3~7 壮，微微汗出即止，膀胱部位有热胀感为宜。

2. 推荐处方 2　电针法治疗方：次髎、会阳。次髎用毫针向下斜刺入第 2 骶后孔内 3~4 寸，要求触电样针感放射至前阴，然后略提出针少许；会阳直刺 2.5 寸，局部酸胀样针感。分别接电针，频率选 50 Hz，每次 20 分钟。

3. 推荐处方 3　龟板灸法治疗方：三伏天时，取生龟板 1 只（内置 100~150 g 食盐），置于神阙穴，在食盐上放置底面直径为 5 cm 的圆锥形大艾炷，每次 1 壮，隔日 1 次。龟板下放置一块无菌纱布或棉手帕，以便患者感到局部灼热刺痛时，在神阙周围缓慢移动龟板，每次艾灸约 1 小时。适用于老年尿失禁。

4. 推荐处方 4　埋线方：足三里、肾俞、三阴交、关元透中极。用注线法每次选穴 2~4 个，常规消毒后局麻，用套管穿入羊肠线 1.5~2 cm，在局麻皮丘处快速刺入穴位，行针得气后埋入羊肠线，以无菌干棉球按压片刻，外敷创可贴。2 周 1 次。

（三）按语

1. 针灸治疗尿失禁以功能性效果最佳，器质性病因的尿失禁应结合原发病的治疗。

2. 多饮水能够促进排尿反射，并可预防泌尿道感染。如无禁忌，可嘱患者每日摄入液体量 2 000 mL 左右。但应在入睡前限制饮水，以减少夜间尿量。

3. 指导患者进行收腹、提肛等骨盆底部肌肉的锻炼，即嘱患者做收紧肛门及阴道的动作，每次进行 3 秒钟后放松，连续 15~30 分钟，每日 2 次，以增强控制排尿的能力。训练间断排尿，即在每次排尿时停顿或减缓尿流，以及在任何“尿失禁诱发动作”，如咳嗽、弯腰等之前收缩盆底肌肉，从而达到抑制不稳定的膀胱收缩，减轻排尿紧迫感和溢尿。

五、遗尿

正常幼儿在 2~3 岁时已能控制排尿，若 3 岁以上仍睡眠中小便自遗，醒后方知，称为遗尿，又称“尿床”“夜尿症”。中医学认为，遗尿的病位在膀胱，多因肾气不足、下元虚寒，或脾肺气虚，或肝经湿热等导致膀胱约束无权而发生。

西医学认为正常排尿机制在婴儿期由脊髓反射完成，以后建立脑干–大脑皮质控制，至 3 岁已能控制排尿。临床按照病因可分为原发性和继发性两类，原发性遗尿症较多见，约占 70%~80%，无明显尿路或神经系统器质性病变，男多于女，部分患者有家族史，多因控制排尿的能力发育迟滞所致。患者健康状况一般欠佳，疲倦、过度兴奋紧张、情绪波动等都可使症状加重，有时会自动减轻或消失，亦可复发。约50%患儿可于3～4年内发作次数逐渐减少而自愈，也有一部分患儿持续遗尿直至青春期，往往造成严重的心理负担，影响正常生活与学习。继发性遗尿症大多与神经系统疾病或泌尿系疾病有关。若小儿因贪玩少睡、过度疲劳、睡前多饮等偶然尿床者不作病论。

（一）辨病

若3岁以上小儿仍频繁发生睡眠中小便自遗，可诊断为遗尿。临床应分辨病因，鉴别原发性与继发性遗尿。

1. 原发性遗尿　患儿出现遗尿，但无明显尿路或神经系统等器质性病变。

2. 继发性遗尿　病因复杂，患儿遗尿是由明显的泌尿系统疾病或神经系统病变等所引起，如癫痫、脑病、脊膜膨出、腰骶椎隐裂等以及泌尿道畸形、感染，尤其是膀胱炎、尿道炎等可引起继发性遗尿现象。实验室检查（尿常规、尿培养）以及X线检查有无脊柱裂，膀胱尿道造影观察有无下尿路梗阻等有助于诊断病因。继发性遗尿症在处理原发疾病后症状即可消失。

（二）治疗

1. 推荐处方1

（1）治法：益气固肾，止遗。

（2）穴方：气海、关元、肾俞、膀胱俞、三阴交。

（3）操作：①毫针刺，气海、关元直刺或向下斜刺，使针感下达阴部为佳；背俞穴向脊柱方向斜刺。②结合灸法，在毫针刺基础上，背、腹部穴可行温针灸或隔附子饼灸；或单用艾条温和灸法。

2. 推荐处方2　皮肤针方：胸$_{11}$～腰$_{2}$夹脊、肾俞、气海、曲骨、三阴交。用皮肤针叩刺，至皮肤潮红为度。

3. 推荐处方3　头针方：额旁3线、顶中线。缓缓进针后，反复行针5～10分钟，带电针，疏波。

4. 推荐处方4　穴位注射方：三阴交、肾俞、膀胱俞、中极、气海。每次选2或3个穴，维生素B_{12}注射液500 μg，加维生素B_1注射液100 mg，每穴注入药液1 mL，隔日1次。或取会阴穴，以硝酸的士宁注射液皮下注射2 mL。

5. 推荐处方5　高位颈节及腰骶部夹脊为主方：高位颈节（颈$_{1\sim3}$）及腰骶

部夹脊。毫针刺，电针，疏波或疏密波，刺激 20 分钟。

（三）按语

1. 针灸治疗本病疗效确切。绝大多数儿童遗尿的出现与疾病无关，多为心理因素或其他各种因素造成，属原发性遗尿，针灸有较好疗效。继发性遗尿应针对原发病积极进行治疗，单纯采用针灸，则疗效较差。

2. 治疗期间，嘱小儿白天勿过度疲劳，减少活动量，傍晚后控制饮水。应培养患儿白天有意识憋尿，控制排尿，以锻炼膀胱储尿功能。

3. 对患儿要耐心教育，鼓励其自信心，切勿嘲笑和歧视他们，避免产生恐惧、紧张和自卑感。治疗初期夜间可按时唤醒患儿排尿，以后逐渐养成临睡前排尿及早起排尿的习惯。

六、泌尿系结石与绞痛

泌尿系结石与绞痛是由泌尿系统各部位结石引发的剧痛症，包括肾、输尿管的上尿路结石和膀胱、尿道的下尿路结石。上尿路结石以腰腹部绞痛、尿血相继出现为主要临床特点，下尿路结石以排尿困难和尿流中断为主要特点。我国泌尿系结石发病率为 1%～5%，近年来有增加趋势。男性发病率高于女性，两者之比约为 3 ∶ 1。

本病属于中医学“石淋”“砂淋”“血淋”范畴，但本病有其特殊性，将于下文详述。中医学认为，饮食不节、下焦湿热、肾阳不足而致结石是本病的基础；机体排石过程中，结石刺激脏腑组织是发生绞痛的直接原因；结石伤及脏腑组织黏膜、血络则会出现尿血。本病主要病机是湿热蕴结下焦，肾与膀胱气化不利。病初多为实证，若病延日久，则从实转虚，而见虚实夹杂。

（一）辨病

当患者以腰腹部阵发性绞痛，或小便时尿液突然中断，尿道剧烈刺痛、涩痛、有血尿等症状为主症即可考虑为泌尿系结石。临床应进一步分清结石的部位、大小等，不同部位的结石，疼痛的部位和性质可有不同。腹部 X 线、B 超、膀胱镜、CT、肾盂造影等检查可提示结石的部位、大小和形状。尿常规检查可见白细胞、红细胞。泌尿系结石患者出现绞痛时需与胆绞痛鉴别，右输尿管下段结石伴有绞痛需与急性阑尾炎鉴别。

1. 上尿路结石（肾、输尿管结石） 典型临床症状是一侧腰部突发性绞痛，疼痛为阵发性，沿输尿管向下放射至同侧下腹部、外阴和大腿内侧，疼痛剧烈时伴有恶心、呕吐等症状，肾区或输尿管走行区有叩击痛或压痛。绞痛发作后出现血尿，多为镜下血尿，或有排石。若结石在肾盂中，无感染且无活动时，可长期不引起症状，但多数患者表现为疼痛和血尿相继出现，与体力活动有关。肾结石梗阻在一定部位可引起肾积水，当积水较多时，可触摸到肾脏，并有肾区叩击痛。

2. 膀胱结石 典型症状是排尿中断，排尿痛，并向阴茎头或远端尿道放射，改变体位可缓解疼痛，继续排尿。患者平时多有排尿不畅、尿频、尿急、尿痛和终末血尿，因继发感染可伴有脓尿。

3. 尿道结石 较少见，多来自肾和膀胱，主要表现为排尿困难，排尿痛，尿流不畅，尿线细甚至点滴不下，导致尿潴留。结石损伤尿道时，可出现血尿。

（二）治疗

1. 推荐处方 1

（1）治法：行气止痛，利尿排石。

（2）穴方：①肾绞痛，肾俞、腰俞、次髎、足三里、三阴交、阿是穴。②肾、输尿管上段结石，肾俞、膀胱俞、三阴交。③输尿管下段结石，肾俞、水道、三阴交。④膀胱结石，中极、曲骨、横骨、膀胱俞、三阴交。⑤尿道结石，曲骨、会阴、三阴交。

（3）操作：①毫针刺，阿是穴在腹、背部、大腿内侧等疼痛部位选穴。在绞痛发作时先刺远端穴位，用泻法，强刺激，疼痛缓解时针刺局部穴位。中极向曲骨沿皮浅刺 1~1.5 寸，留针 20~30 分钟。余穴常规操作。②结合电针、灸法等，在上述毫针刺基础上，腰骶部、腹部穴位可加电针。肾、输尿管上段结石，肾俞接阴极，膀胱俞接阳极；输尿管下段结石，肾俞接阴极，水道接阳极；膀胱结石，中极接阴极，曲骨接阳极；尿道结石，曲骨接阴极，会阴接阳极；治疗前 30 分钟内令患者尽量多饮水，以高频率（密波）断续波，强度由弱到强，以患者能够耐受为度，持续刺激 30~60 分钟，以痛止为度。每日可治疗 2

次。腹部、背部、腰骶部穴位可加艾灸或大艾炷隔姜灸或隔附子饼灸5~7壮。

2. 推荐处方2　拔罐方：肾俞、阿是穴。选中等大小的火罐，常规操作，留罐5~10分钟。用于疼痛发作时。

3. 推荐处方3　穴位注射方：腰部压痛点、肾俞、京门、中极、关元、三阴交、阴陵泉。每次选3或4穴，每穴注入0.25%~0.5%普鲁卡因溶液1~2 mL。隔日1次。

4. 推荐处方4　腰骶部夹脊为主方：腰骶部夹脊、肾俞、膀胱俞。电针，以高频率（密波）断续波，强度由弱到强，以患者能够耐受为度，持续刺激30~60分钟，以痛止为度。

（三）按语

1. 针灸（尤其是电针）治疗泌尿系结石与绞痛有较好的镇痛和一定的排石作用。尤其在绞痛发作时及时治疗，可促进排石，快速止痛。针刺疗效与结石的位置及形状、大小相关，相对而言结石在输尿管中下段，横径小于1 cm，较光滑的易于排出；结石在输尿管上段或肾盂内、有棱者，或因结石日久，有粘连者不易排出。一般结石<0.6 cm，光滑，无尿路感染、梗阻，纯尿素结石、胱氨酸结石，可先行保守治疗，尤其是直径<0.4 cm的光滑结石，90%能自行排出。

2. 针刺治疗期间，应鼓励多饮水，保持每日尿量达2 000 mL左右，多做跑跳运动。如出现腰腹部疼痛阵发性加剧，多为排石的先兆。对于绞痛持续发作不能缓解者，应明确病因，采取综合治疗。若结石体积较大，针灸难以奏效，则采用超声体外碎石及手术治疗，尤其石淋患者，以促进排石。

3. 平时多喝水，少静坐，防止复发。

第二节　男性生殖系病症

一、遗精

遗精是指不因性生活而精液频繁遗泄的病症，有梦而遗精，称为“梦遗”；无梦而遗精，甚至清醒时精液流出，称“滑精”。凡成年未婚男子，或婚后夫妻分居，长期无性生活者，一月遗精 1 或 2 次属于正常现象，属于“精满则溢”。如遗精次数较多，每周 2 次以上，或清醒时流精，伴有头昏耳鸣、健忘、心悸失眠、腰酸腿软、精神萎靡等症，则属于病态。中医学认为，遗精与所求不遂，情欲妄动，沉溺房事，精脱伤肾，或劳倦过度，气不摄精，或饮食不节，湿浊内扰等原因有关。劳心太过，心肾不交，水亏火旺，或欲念不遂，心动神摇，君相火旺，或饮食不节，湿热内生，均可引起热邪扰动精室；早婚、房劳过度，或频繁自慰，或纵欲无度，日久肾虚精脱，或相火扰动精宫，或肾不固精等均可导致遗精。

西医学认为，遗精是无性交活动时的射精，是青少年常见的生理现象，约有 80%未婚青年都有过遗精。如一周数次或一夜数次遗精，或仅有性欲观念即出现滑精，则属病态。心理因素是引起遗精的主要原因，如缺乏正确的性知识，过于注重性问题；或性刺激环境影响，经常处于色情冲动中；或性要求过分强烈，不能克制，以及长期思欲未能发泄；或长期自慰的不良习惯；上述因素对性活动中枢长期刺激，引起皮质、脊髓中枢的功能紊乱，性中枢持久的异常兴奋，导致频繁遗精。另外，生殖器官局部病变的刺激（如包茎、包皮过长、尿道炎症、前列腺炎、精囊炎等）；物理因素（被褥沉重压迫、穿紧身衣裤）刺激生殖器也可导致遗精；过度疲劳，睡眠深沉，大脑皮质下中枢活动加强而致遗精。

需要指出的是，中医学与西医学对遗精及其危害问题认识有所不同，而且遗精的频度差别很大，正常未婚男子，有每月遗精达 2~8 次，但并无异常者；在有规律的性生活时，也可经常遗精或遗精次数增多。因此，对于生理性与病理性遗精的辨别，当以是否引起明显的神经衰弱或全身不适为主，如果患者遗精伴有明显的头晕头胀、乏力疲惫、失眠、情绪低落、疑虑焦躁等全身症状，应考虑为病理性遗精，当给予治疗。

（一）辨病

非性交时发生精液外泄，每周 2 次以上，或在清醒时精自滑出，伴精神萎靡、头晕耳鸣、失眠多梦、神疲乏力、腰膝酸软、记忆力减退等。另外，前列腺炎、附睾炎、精囊炎、泌尿系感染等疾病以及男子性功能障碍等常可见遗精症状。

（二）治疗

1. 推荐处方 1

（1）治法：固摄精宫。

（2）穴方：关元、志室、肾俞、次髎、三阴交。

（3）操作：①毫针刺，关元等腹部穴位，针尖斜向下 1~1.5 寸，使针感向会阴部传导；背俞穴斜向脊柱方向 1~1.5 寸；余穴常规操作。②结合电针、灸法等，在上述毫针刺基础上，腰骶部穴位可加电针，用疏波，或疏密波交替，刺激 20~30 分钟。虚证者，肾俞、志室等针刺得气后，可加艾灸或温针灸法。

2. 推荐处方 2　会阴穴毫针强刺激治疗方：先令患者平卧，毫针直刺入会阴穴 1.5~2 寸，不提插，视病情程度及治疗情况决定捻转力度。一般多单方向捻针以加强刺激，刺激强度以患者最大忍耐度，腹部产生电击感为限。留针 30 分钟，间歇行针，每日或隔日治疗 1 次。适用于顽固性的遗精。

3. 推荐处方 3　列缺穴埋针法治疗方：列缺穴常规消毒后，用 28 号 1 寸不锈钢针逆经脉循行方向平刺穴位，产生酸、麻、胀感后，令患者取不同姿势活动无影响时，用胶布固定，留针 12~18 小时，于当日 18~19 时埋针，至次日 8~12时取下，睡前按压数次，左右交替取穴，每周埋针 3 次。适用于遗精。

4. 推荐处方 4　穴位注射方：肾俞、志室、气海、关元、足三里、三阴交。50%金樱子或维生素 B_{12}（每毫升 15 μg），任选一种，每次取 2 或 3 个穴位，每穴注射 1 mL。隔日 1 次。

5. 推荐处方 5　皮肤针方：关元、中极、三阴交、太溪、心俞、肾俞、志室或腰骶椎两侧夹脊穴及足三阴经膝关节以下的腧穴。用皮肤针叩打至皮肤轻度红晕。

（三）按语

1. 针灸治疗功能性遗精、早泄可获得满意疗效，在治疗的同时应消除患者的思想顾虑，摒弃遗精恐惧感。对于器质性疾病应同时治疗原发病。

2. 节制性欲，禁看淫秽书刊和黄色录像。睡眠养成侧卧习惯，被褥不宜过厚，衬裤不宜过紧。早泄患者应克服心理因素，性交时可戴避孕套或阴茎局部喷涂利多卡因等以延长射精潜伏期。

二、男性不育症

凡育龄夫妇同居1年以上、性生活正常又未采用任何避孕措施，由于男方原因使女方不能受孕者称为男性不育症。中医学称为“无子”“无嗣”，认为本病与肾、心、肝、脾有关，尤其与肾的关系最为密切。多由于肾精亏虚、气血不足、肝郁血瘀和湿热下注等因素而致精少、精弱、精寒、精薄、精瘀等。

西医学认为，引起男性不育的原因和疾病非常复杂，主要有睾丸生精功能缺陷、内分泌功能紊乱、精子抗体形成、精索静脉曲张、输精管阻塞、外生殖器畸形和性功能障碍等。多数患者缘于精子数量少、质量差及活力低；部分患者因于射精障碍（不射精、逆行射精等）。按临床表现可分为原发性和继发性不育；按性器官病变部位可分为睾丸前性、睾丸性和睾丸后性；按生育能力分为绝对不育（无精子症）和相对不育（精子数量少或精子质量差）。另外，还有免疫因素，即男性在生殖道免疫屏障被破坏的条件下，精子、精浆在体内产生抗精子抗体，使射出的精子产生凝聚而无法穿过宫颈黏液。

以下主要介绍精液异常、精囊炎所致的男性不育症，其他原因引起的男性不育症可参照进行针灸治疗。

（一）辨病

由于男方原因所导致的女性不能怀孕，可诊断为男子不育症。临床应进一步辨别导致不育症的病因。

1. 精液异常　性功能正常，各种原因所致的精液异常，包括无精、弱精、少精、精子发育停滞、畸精症或精液液化不全。正常精液量为2~6 mL，平均为3 mL，pH 7.0~7.8；在室温下放置30分钟内液化；精子密度（20~200）×10^9/L；精子活率>50%；正常形态精子占66%~88%。通过精液检测诊断。

2. 精囊炎　主要表现为性交射精后有明显的下腹会阴部胀痛，同时伴有血精或脓精。直肠指检精囊有压痛及肿大。

（二）治疗

1. 推荐处方1

（1）治法：益肾填精，调理精宫。

（2）穴方：气海、关元、肾俞、脾俞、次髎、三阴交。湿热下注者加阴陵泉、中极。

（3）操作：①毫针刺，次髎向前阴方向深刺 1.5 寸，使针感向前阴放散；背俞穴向脊柱方向斜刺1～1.5 寸。余穴常规操作。②结合灸法、电针法，在上述毫针刺基础上，肾俞、三阴交，接电针，疏波，刺激 20 分钟。虚证者气海、关元或肾俞，可加艾条或温针灸，或用大艾炷隔附子饼灸。

2. 推荐处方 2　毫针丛刺治疗方：①项丛刺，下脑户、风府、哑门。再从下脑户分别至乳突根部分 6 个等份刺激点，共 15 个刺激点。用 25 mm 毫针垂直进针 4~8 分，切忌捻转，只提插行针得气即可。②骶丛刺，位于八髎穴处，用 40 mm 毫针，上髎、次髎针刺深度为 1 寸，中髎、下髎为 0.5～1 寸。每穴针 3 针呈齐刺状，共 24 针。不做过重手法，不要求刺入骶孔内，也不要求针感向某处放射。

3. 推荐处方 3　皮内针方：关元、三阴交。用图钉型揿针垂直刺入，胶布固定。每 3 日 1 次。

4. 推荐处方 4　穴位注射方：足三里、关元、肾俞、三阴交。每次选用 2 个穴位，用绒毛膜雌性激素 0.5 mL 注入穴位浅层。

（三）按语

1. 针灸治疗本病有较满意的效果。应戒烟戒酒，避免有害因素的影响，如放射性物质、毒品、高温环境。

2. 治疗期间宜节制房事，注意选择同房日期，以利受孕。

三、阳强

阳强又称“强中”，指男性阴茎久举不痿，经数小时、数日甚至逾月挺举持续不倒的症状，不受性欲影响或影响较小，排精之后尚不松软，触之则痛。中医学认为，本病多由于肝经湿热扰动精室，败精瘀阻宗筋脉道，或因房事不当、妄服壮阳之药，泄精耗阴，阴虚阳亢，相火亢盛无所制。阴器为肾之所系，肝脉所络，故其病位在肾，与肝关系密切。

本病相当于西医学的阴茎异常勃起，是指与性欲无关的阴茎持续勃起状态。阴茎持续勃起超过 6 小时已属于异常勃起。原发性病因不明，继发性多由血栓性疾病、神经性疾病及创伤等引起。低血流量型因静脉阻塞所致，高血流量型由异常动脉血注入引起。本病须与性欲亢进相鉴别，后者阴茎易勃起，但无阴茎疼痛，得到性满足后，精液排出，阴茎可痿软，虽然受性刺激很快又能勃起，但是从射精到重复勃起，一般应有短暂的“不应期”。

（一）辨病

以不因性欲影响阴茎坚硬勃起，持续数小时乃至数日不痿软，行房无射精或射精量少，且射精后阴茎仍勃起不软，自感阴茎不适，甚至疼痛为主症。常在无性刺激情况下突然发病，经常夜间发作，伴有阴茎、腰及骨盆部疼痛。查体见阴茎海绵体充血坚实，而尿道海绵体和龟头柔软。低血流量型若持续数小时则因组织缺血而疼痛较重，阴茎勃起坚硬。高血流量型则阴茎很少疼痛，不能达到完全勃起硬度，通常有会阴或阴茎外伤史。

（二）治疗

1. 推荐处方 1

（1）治法：清肝泻火，化瘀软坚。

（2）穴方：曲骨、肾俞、会阴、气冲、蠡沟、行间、三阴交。湿热瘀阻加中极、阴陵泉。

（3）操作：①毫针刺，先刺肢体远端穴蠡沟、三阴交、行间，采用提插捻转相结合的强刺激手法，每穴持续操作 1~3 分钟；气冲、曲骨、会阴针尖斜向阴器方向刺 1 寸，使针感向前阴传导。余穴常规操作。②结合刺络拔罐、电针法，在上述毫针刺基础上，行间可用三棱针点刺出血 3~5 滴，或肾俞点刺出现后加拔火罐，拔出瘀血 3~5 mL；气冲、三阴交或曲骨、会阴，针刺后接电针仪，强刺激，用密波（频率 60 Hz/min），使阴茎痿软为佳。

2. 推荐处方 2　穴位贴敷方：取露蜂房 10 g，白芷 10 g，研末，醋调成饼，临睡前敷神阙穴，胶布固定，次晨取下。

3. 推荐处方 3　耳穴方：外生殖器、内生殖器、内分泌、肾、神门。每次选 2~4 穴，毫针中度刺激；或埋针、药丸按压。

4. 推荐处方 4　皮肤针方：重点叩刺腰骶部夹脊穴，配合刺激下腹部、腹股沟和阴茎根部，中度刺激（阴茎根部可重度刺激），使局部皮肤出现红晕为度。

（三）按语

1. 针灸治疗本病效果较好。若疗效欠佳者可配合使用安定等镇静止痛药。但本病属急症，宜及时治疗，否则易致阴茎水肿或小便艰涩、癃闭。患者可配合运动下肢，通过下肢运动方法，使髂外动脉血流量增加，髂内动脉血流量相对减少而使阴茎疲软。

2. 保持乐观豁达的心境，善于调节控制不良情绪，节制房事和避免强烈的性刺激，远离声色刺激。不要滥用各种滋肾壮阳的补品，少吃肥甘厚味，少饮酒。

第三节 月经与带下病症

一、月经不调

月经不调是以月经周期、经期、经量、经色、经质等发生异常为主症的月经病。根据月经周期异常可分为月经先期（经早）、月经后期（经迟）、月经先后无定期（经乱）；根据经量异常可分为月经过多（经多）和月经过少（经少）；根据行经时间及经间期异常情况可分为经期延长和经间期出血。虽然月经不调有以上多种分类，但临床上也常可见到多种月经不调情况并见。中医学认为，月经不调的主要病因为寒热湿邪侵袭，内伤七情，房劳多产，饮食不节，劳倦过度和体质因素等；主要病机为脏腑功能失常，气廊不和，冲任二脉损伤，以及肾-天癸-冲任-胞宫轴失调。本病病位在胞宫，与肾、肝、脾三脏及冲、任二脉功能失调有关。

月经周期异常是以行经的周期发生紊乱为主要症状的一类月经不调。经早以月经周期提前为特点，多因气虚不摄，或血热内扰所致；经迟是指月经周期延后，多由于血亏或血瘀、寒凝所致；西医学的功能失调性子宫出血可见经迟；月经后期若伴经少，常可发展为闭经；经乱以月经周期紊乱，或提前或延后为特点，因血海蓄溢失常，多由肝气郁滞或肾气虚衰所致。西医学的功能失调性子宫出血常可出现经早、经迟、经乱，盆腔炎也可出现经早。

月经量异常是以行经的量发生异常为主要症状的月经不调。经多是指月经量较正常明显增多，因气虚、血热，或瘀血内阻，血不归经所致；常见于西医学的功能性子宫出血、子宫肌瘤、子宫肥大症、盆腔炎、子宫内膜异位症及宫内放置节育器等。经少是指月经量过少，系由血海不盈，阳虚血寒，或血瘀胞宫所致，常见于西医学的子宫发育不良、性腺功能低下及计划生育手术后等。

行经时间及经间期异常情况主要包括经期延长或经间期出血。经期延长是指月经周期基本正常，而以行经时间延长为特点，主要由气虚冲任失约，或热扰冲任，或瘀阻冲任所致；西医学的排卵性功能性子宫出血病的黄体萎缩不全、盆腔炎等疾病及计划生育手术后可引起经期延长。经间期出血是指两次月经中间周期性少量阴道出血，主要由肾阴不足，或湿热内蕴，或血瘀胞络，当阳气内动之时，阴阳转化不协调，阴络易伤，损及冲任，血海固藏失职，血溢于外所致；常见于西医学的排卵期出血；经间期出血若出血量增多，出血期延长、失治误治则可发展为崩漏。

西医学认为，月经不调仅作为一种症状，可见于功能失调性子官出血、盆腔炎等多种疾病，计划生育手术后也常导致各种形式的月经不调。本节主要介绍临床上最常见的功能失调性子宫出血的排卵性月经失调。计划生育术后及其他疾病所见月经不调，均可参照本节治疗，但应以治疗原发病为主。

（一）辨病

以月经周期、经期、经量、经色、经质等发生异常为主症者均属于中医学的月经不调。月经不调的原因较多，临床应针对病因进一步诊断。功能性月经不调主要见于功能性子宫出血的排卵性月经失调。

1. 黄体功能不足　月经周期缩短，因此月经频发，有时月经周期虽在正常范围内，但患者不易受孕或易在早孕时流产。妇科检查生殖器官在正常范围内，基础体温双相型，但排卵后体温上升缓慢，上升幅度偏低，升高时间仅维持 9~10 日即下降，子宫内膜显示分泌反应不良。

2. 子宫内膜不规则脱落　月经间隔时间正常，但经期延长，长达 9~10 日，且出血量多，基础体温双相型，但下降缓慢。诊断性刮宫在月经期第 5~6 日进行，内膜切片检查仍能见到呈分泌反应的内膜，且与出血期及增生期内膜并存。

3. 中医分类

（1）月经周期异常：是以行经的周期发生紊乱为主要症状的一类月经不调。①月经先期（经早）：以月经周期提前7天以上，甚至半月余一行，连续2个月经周期以上为主症。②月经后期（经迟）：以月经周期超过35天，连续2个月经周期以上为主症。③月经先后无定期（经乱）：以月经周期或前或后，均超过7天以上，并连续2个月经周期以上为主症。

（2）月经量异常：是以行经的量发生异常为主要症状的月经不调。①月经过多（经多）：以月经周期基本正常，经量明显增多，在80 mL以上，或时间超过7天为主症。②月经过少（经少）：以月经周期基本正常，经量很少，不足30 mL，甚或点滴即净为主症。

（3）行经时间及经间期异常：主要包括经期延长或经间期出血。①经期延长：以月经周期基本正常，行经时间超过7天以上，甚或淋沥半月方净为主症。②经间期出血：以两次月经中间，约在周期的第12~16天出现规律性少量阴道出血，出血持续2~3天，或数日为主症。

（二）治疗

1. 推荐处方1（月经周期异常）

（1）治法：调理冲任，益肾调经。

（2）穴方：子宫、关元、三阴交、交信。①经早：气不摄血加气海、足三里；血热内扰加中极、行间。②经迟：血寒凝滞加归来、神阙。③经乱：气滞加期门、太冲。

（3）操作：①毫针刺，常规操作。于月经来潮前5~7日开始治疗，行经期间不停针，至月经结束为1个疗程。若经行时间不能掌握，可于月经干净之日起针灸，隔日1次，直到月经来潮。连续治疗3~5个月经周期。②结合电针及灸法、三棱针法，在毫针刺基础上，子宫、关元，或关元、三阴交分别接电针，疏波或疏密波交替，刺激20~30分钟；寒证、阳虚证，腹部、背部穴可行灸法，温针灸或隔姜灸法；血热内扰者，行间可点刺出血。

2. 推荐处方2（月经量异常）

（1）治法：调理冲任，调和经血。

（2）穴方：子宫、气海、血海、三阴交。①经多：气不摄血加百会、足三里；阴虚血热加曲池、太溪。②经少：肝血亏虚加肝俞、膈俞；阳虚血寒加命门、神阙；血瘀胞宫加太冲、归来。

（3）操作：①毫针刺，于经前5~7天开始治疗，常规操作。亦可根据月经周期不同，经前期予轻按重提泻法，经间期予平补平泻法，经后期予重按轻提补法。②刺结合电针、灸法及三棱针法，在毫针治疗基础上，子宫、气海可加电针，疏波，刺激20~30分钟；气不摄血、阳虚血寒者，子宫、百会、气海、命门、神阙等可加灸法；阴虚血热者曲池可点刺出血。

3. 推荐处方3（行经时间及经间期异常）

（1）治法：调理冲任、活血止血。

（2）穴方：子宫、气海、足三里、断红、三阴交。①经期延长：气虚加脾俞、关元；虚热加曲池、太溪；血瘀加血海、内关。②经间期出血：肾阴不足加肾俞、太溪；湿热内蕴加中极、阴陵泉；血瘀胞络加血海、太冲。

（3）操作：①毫针刺，于经前5~7天开始治疗，常规操作。断红穴位置，在手背第2、3掌骨之间，指蹼缘后方赤白肉际处。②结合电针及灸法，在毫针治疗基础上，子宫、气海可接电针，疏波，刺激20~30分钟；气虚者，气海、关元、脾俞、足三里可加灸法。

4. 推荐处方4　皮肤针方：在腰椎至尾椎、下腹部任脉、肾经、脾经、肝经循行线轻轻叩刺，以局部皮肤潮红为度。

5. 推荐处方5　灸法：神阙、至阴、隐白。神阙行隔盐灸或隔姜灸，至阴、隐白用艾条温和灸。

6. 推荐处方6　刮痧法：刮痧部位为背部足太阳膀胱经第1侧线（膈俞至肾俞）、上髎、次髎、中髎、下髎、腹部任脉循行线（脐下至关元）。

7. 推荐处方7　密集型毫针排刺治疗方：①耻骨联合上缘的腹直肌和棱椎肌附着处。自两侧耻骨结节连接上缘做出相应的一排针距为1 cm的横向稍偏弧形的进针点群，均做直刺贯穿耻骨联合上缘直至两侧耻骨结节上方的肌附着处。②两侧腹股沟部和大腿根部后段的股内收肌群和闭孔外肌耻骨上、下支附着处1 cm的两排进针点群。③腰骶部位于腰$_3$椎棘突–骶$_4$中嵴部的腰部深层肌棘突（中嵴）–椎板（背面）–后关节附着处做左右各两排（共四排），针距为2 cm的进针点群。用4寸长的26号针，对上述3个有高敏度压痛点的部位做针距为1~2 cm的密集型针刺，加温针灸。

（三）按语

1. 针灸对功能性月经不调有较好的疗效。如是生殖系统器质性病变引起者应以治疗原发病为主，采取综合治疗措施。

2. 把握治疗时机有助于提高疗效。一般多在月经来潮前5~7天开始治疗，行经期间不停针，至月经结束为1个疗程。

3. 注意生活调养和经期卫生，如畅达情志、调节寒温、适当休息、忌食生冷和辛辣食物等。

二、痛经

在行经前后或月经期出现下腹疼痛、坠胀，伴腰骶椎酸痛或其他不适，程度较重以致影响生活质量者称痛经，又称“经行腹痛”。中医学认为，痛经多由情志不调，肝气郁结，血行受阻；或经期受寒饮冷，坐卧湿地，冒雨涉水，寒湿之邪客于胞宫，气血运行不畅所致；或由脾胃素虚，或大病久病，气血虚弱，或禀赋素虚，肝肾不足，精血亏虚，加之行经之后精血更虚，胞脉失养而发病。其病位在胞宫，与冲、任二脉及肝、肾二脏关系密切。寒湿凝滞或肝郁血瘀，冲、任二脉气血不畅，胞宫血瘀，“不通则痛”；肾虚或气血不足，冲、任二脉气血失和，胞宫失养，“不荣则痛”。

西医学将痛经分为原发性和继发性两类，原发性痛经是指生殖器官无器质性病变的痛经，占痛经的90%以上，主要与月经时子宫内膜及月经血中前列腺素含量增高，引起子宫平滑肌过强收缩、血管挛缩，造成子宫缺血乏氧状态，增高的前列腺素进入血液还可引起心血管和消化道的一系列症状。无排卵的增生期子宫内膜因无黄体酮刺激，所含前列腺素浓度很低，因此，通常不发生痛经。继发性痛经系指由盆腔器质性疾病所引起的痛经。以下主要讨论原发性痛经，继发性痛经可参照治疗。

（一）辨病

以行经前后或月经期出现小腹疼痛、坠胀为主症者，可诊断为痛经。临床应分清原发性和继发性。

1. 原发性痛经　青少年期常见，多在初潮后1~2年发病；疼痛多自月经来潮后开始，最早出现在经前12小时，以行经第一日疼痛最剧烈，持续2~3日后缓解，疼痛常呈痉挛性，部位在小腹耻骨以上，可放射至腰骶部和大腿内侧；可伴恶心、呕吐、腹泻、头晕、乏力等症状，严重时面色发白、出冷汗；妇科检查无异常发现。

2. 继发性痛经　在初潮后数年方出现症状，大多有月经过多、不孕、放置宫内节育器或盆腔炎病史，妇科检查可发现引起痛经的器质性病变，如子宫内膜异位症、子宫腺肌病、肿瘤、盆腔炎或宫颈狭窄等，必要时行腹腔镜检查有助于鉴别诊断。

（二）治疗

1. 推荐处方1

（1）治法：调理冲任，温经止痛。

（2）穴方：关元、子宫、十七椎、三阴交、合谷。寒凝加神阙、归来。

（3）操作：①毫针刺，先针刺远端穴合谷、三阴交，用较强刺激持续行针1~3分钟，以疼痛缓解为佳；后取小腹及背腰部穴位。发作期每日可治疗2次，间歇期可隔日1次，月经来潮前5~7天开始治疗为佳。②结合灸法及电针法，在上述毫针治疗基础上，关元或子宫、三阴交可加电针，腹部穴接负极，三阴交接正极，密波（频率70~80 Hz），每次20分钟；寒凝腹部穴位可用灸法、隔姜灸或温针灸。

2. 推荐处方2　电针方：大肠俞、秩边。深刺约3寸，秩边斜向内45°，深刺3寸，使针感传至小腹及外生殖器，同时加电针，连续波（密波），频率80 Hz,每次20分钟。

3. 推荐处方3　皮肤针方：叩刺腰骶部夹脊穴和下腹部相关腧穴。先上后下，先中央后两旁，中度刺激，以皮肤潮红为度。

（三）按语

1. 针灸对原发性痛经有显著疗效。治疗宜从经前5~7天开始，直到月经期结束；连续治疗2或3个月经周期，一般连续治疗2或3个周期能基本痊愈。

应重视精神心理治疗，阐明月经时轻度不适是生理反应，消除紧张和顾虑有缓解效果。

2. 对继发性痛经，运用针灸疗法减轻症状后，应及时确诊原发病变，施以相应治疗。经期应避免精神刺激和过度劳累，防止受凉或过食生冷。

三、子宫内膜异位症

（一）辨病

患者表现因人和病变部位的不同而异，症状特征与月经周期密切相关。临床常见症状：①继发性痛经，进行性加重是其典型症状。疼痛多位于下腹、腰骶及盆腔中部，有时可放射至会阴部、肛门及大腿，常于月经来潮时出现，并持续至整个经期。少数患者长期下腹痛，经期加重。②不孕。③月经量增多、经期延长或淋漓不断。④性交痛，尤其月经前疼痛最为明显。⑤盆腔腹部常可触及触痛性结节或包块，腹腔镜检查最具诊断价值。

（二）治疗

1. 推荐处方 1

（1）治法：活血化瘀，调经止痛。

（2）穴方：关元、阿是穴、子宫、三阴交、合谷、断红。

（3）操作：①毫针刺，治疗宜从经前 5~7 天开始，直到月经期结束。痛经发作时，先刺远端穴合谷、三阴交，强刺激持续行针 1~3 分钟，以疼痛缓解为佳。刺关元针尖斜向下腹，有酸胀感为宜。阿是穴在盆腔腹部选可触及触痛性结节或包块，行提插泻法。②结合灸法及电针法，在上述毫针治疗基础上，腹部穴位可加灸法、温针灸或隔姜灸；关元、阿是穴、子宫可接电针，密波（频率 70~80 Hz），每次 20 分钟。

2. 推荐处方 2　穴位埋线方：三阴交、肾俞、次髎或血海、子宫、关元。常规消毒，将约 1 cm 的（直径 0.04 mm）羊肠线埋入穴内，胶布贴敷针孔 24 小时。经前 1 周内开始埋线，每个月经周期共进行 2 次穴位埋线。

（三）按语

子宫内膜异位症应以原发病治疗为主，针药结合可获得更好疗效。子宫内膜异位症临床上常出现强烈的痛经，这种痛经属于继发性痛经范畴，针灸可缓解症状。

四、闭经

闭经是指女子年逾16周岁，月经尚未来潮，或月经周期已建立而后又中断6个月以上的一类病证。在中医文献中又称“女子不月”“经水不通”“月事不来”。中医学认为，导致经闭的原因主要是血枯和血滞。血枯者属先天不足，肝肾亏损；或后天失养，脾胃虚弱，精血不足，冲任失养，无血以行，发为经闭。血滞者多因情志不遂，肝气郁结，气滞血瘀；或脾失健运，痰湿阻滞；或经期感寒，寒凝胞脉，冲任不通，经血不行所致。本病病位主要在胞宫，与肝、脾、肾有密切关系。基本病机是胞脉空虚或胞脉瘀滞。此外，闭经应与避年（指月经一年一行无不适，不影响生育）、暗经（指终身不行经，但能生育，且无不适）相鉴别，两者均为极少见的月经特殊生理现象。

西医学认为闭经是一种症状，由于正常月经的建立和维持有赖于下丘脑-垂体-卵巢轴的神经内分泌调节、靶器官子宫内膜对性激素的周期性反应和下生殖道的通畅，因此，上述其中任何一个环节发生障碍均可导致闭经。根据既往有无月经来潮，又将闭经分为原发性和继发性两类。原发性闭经较少见，多为遗传学原因或先天性发育缺陷引起。继发性闭经发生率明显高于原发性，病因复杂，根据病变部位又分为下丘脑性、垂体性、卵巢及子宫性闭经，以下丘脑性闭经最常见。至于青春期前、妊娠期、哺乳期以及绝经期的闭经都属于生理现象。

（一）辨病

本病的诊断首先需明确是原发性闭经还是继发性闭经，并进一步寻找闭经原因，确定病变部位。同时应注意与月经后期、生理性闭经相鉴别。

1. 原发性闭经　女性年龄超过16岁，第二性征已发育，月经还未来潮；或年龄超过14岁，第二性征尚未发育，且无月经来潮者。应注意检查乳房及第二性征、子宫的发育情况，了解生长发育史，有无先天缺陷及家族史。

2. 继发性闭经　月经初潮一年余，或正常月经周期已建立，而后月经停止6个月以上；或按自身原有月经周期计算停止3个周期以上者。应通过妇科检查、性激素测定、内镜、宫腔镜等检查，明确病变部位和闭经类型。

（二）治疗

1. 推荐处方1

（1）治法：调理冲任，活血通经。

（2）穴方：关元、归来、子宫、肾俞、气冲、三阴交。下丘脑性、垂体性闭经者加百会、风府、风池、颈夹脊；卵巢及子宫性闭经加阿是穴（子宫穴外0.5~1寸）。

（3）操作：①毫针刺，常规操作。②结合电针、灸法，在毫针刺基础上，归来、子宫可接电针仪，疏波或疏密波交替，每次20分钟；虚证及寒湿者，关元、子宫、肾俞等穴加灸，艾条温和灸或隔姜灸。

2. 推荐处方2　穴位埋线方：子宫、气海、足三里、中脘、建里、天枢、血海、三阴交、脾俞、肾俞。每次取2~4穴。取一段长约1 cm的消毒羊肠线进行常规操作。每2周1次，避开月经期。

3. 推荐处方3　穴位注射方：肾俞、肝俞、脾俞、关元、归来、气海、三阴交、足三里。每次选2或3穴，用当归、红花、黄芪等中药制剂，或维生素B_{12}、胎盘组织液等，每穴每次注入1~2 mL，隔日1次。

（三）按语

1. 闭经病因复杂，不同病因引起者，针灸治疗效果差异较大。一般针灸对精神因素及功能性原因所致的闭经，如卵巢功能早衰、垂体前叶功能减退疗效较好；而对结核病、子宫发育不全、肾病等器质性病变及原因引起的闭经效果较差。

2. 患者应注意情绪调节，保持乐观心态，加强体育锻炼，生活起居有节律，劳逸结合，并注意饮食调节。

五、崩漏

崩漏是指妇女不在行经期间阴道突然大量出血或淋漓不断的一种病症。其发病急骤，暴下如注，大量出血者为“崩”；病势较缓，出血量少，淋漓不绝者为“漏”。两者虽有不同，但其发病机制相同，且常常交替出现或相互转化，故概称“崩漏”。本病是临床常见病、多发病，尤以青春期或更年期、产后最为多见。

中医学认为崩漏的发生与素体阳盛或脾肾亏虚、房劳多产、饮食不节、七情内伤、过度劳累等因素有密切关系。或热伤冲任、迫血妄行；或瘀血阻滞、血不归经；或肾阳亏虚、失于封藏；或脾气虚弱、统摄无权，均可致冲任不同。其病位在胞宫，病变涉及冲、任二脉及肝、脾、肾三脏。病机主要是冲任损伤，固摄失司，以致经血从胞宫非时妄行。

崩漏常见于西医学的无排卵型功能失调性子宫出血，是由于调节生殖的神经内分泌机制失常引起的异常子宫出血，而全身及内外生殖器官无器质性病变存在。另外，其他原因如宫内节育环等所引起的阴道不规则出血也属于中医学的崩漏范畴。

（一）辨病

妇女不在行经期间阴道突然大量出血或淋漓不断者，可诊断为中医的崩漏。临床应对引起崩漏的原因做进一步鉴别。

1. 无排卵型功能失调性子宫出血（简称功血）　临床表现各不相同，最常见的症状是子宫不规则出血，表现为月经周期紊乱，经期长短不一，经量不定或增多，甚至大量出血。出血期间一般无腹痛或其他不适，出血量多或时间长时，常继发贫血，大量出血可导致休克。根据出血的特点，临床包括：①月经过多，周期正常，经期延长（>7 天）或经量过多（>80 mL）。②子宫不规则出血，周期不规则，经期延长，经量过多或正常。③月经过频，月经频发，周期缩短（<21 天）。妇科检查子宫大小在正常范围，出血时子宫较软，除外全身性疾病及生殖道器质性病变。

2. 避孕器致子宫出血　常发生于放置节育环后一年内，尤其是最初 3 个月内，表现为经量增多、经期延长或周期间点滴出血。

（二）治疗

1. 推荐处方 1

（1）治法：调理冲任，固崩止漏。

（2）穴方：子宫、关元、三阴交、隐白、断红。

(3) 操作：①毫针刺，关元针尖向下斜刺，使针感传至耻骨联合上下为佳。②结合电针及灸法，子宫、关元可加电针，疏波，每次 20 分钟；无热象者，隐白可只用灸法，亦可在毫针刺基础上，加艾条灸法或温针灸。

2. 推荐处方 2　皮肤针方：腰骶部督脉、足太阳经，下腹部任脉、足少阴经、足阳明经、足太阴经，下肢足三阴经。由上向下反复叩刺 3 遍，中度刺激。每日 1 或 2 次。

3. 推荐处方 3　穴位注射方：气海、血海、膈俞、三阴交、足三里。每次选 2 或 3 穴，用维生素 B_{12} 或黄芪、当归注射液，每穴注射 2 mL。

（三）按语

1. 针灸对本病有一定疗效。但对于血量多、病势急者，应采取综合治疗措施。绝经期妇女如反复多次出血，应做相关检查以明确诊断，排除肿瘤致病因素。

2. 要保证足够营养的摄入，避免生冷饮食。血热型崩漏饮食宜清淡，忌辛辣动火之品。多吃粗纤维食物和水果，保持大便通畅。

3. 避免精神刺激，注意调畅情志，保持乐观情绪，积极配合治疗。生活要有规律，保证充足的睡眠，防止过度劳累，注意保暖，避免受凉。保持外阴清洁。

六、绝经前后诸症

绝经前后诸症是指妇女在绝经前后，出现烘热，面赤汗出，头晕目眩，耳鸣心悸，烦躁易怒，失眠健忘，精神倦怠，腰背酸痛，手足心热，或伴有月经紊乱等与绝经有关的症状，又称“经断前后诸症”。这些证候常参差出现，轻重不一，发作次数和时间无规律性，病程长短不一，短者数月，长者可迁延数年以至十数年不等。中医学认为，本病的发生与先天禀赋、情志所伤、劳逸失度、经孕产乳所伤等因素有关。妇女至绝经前后，肾气渐亏，天癸将竭，精血不足，阴阳平衡失调，出现肾阴不足，阳失潜藏，或肾阳虚衰，经脉失于温养等肾阴阳失调而发病。“肾为先天之本”，肾阴阳失调，每易波及其他脏腑，而其他脏腑病变，久则必累及于肾，故本病病位主要在肾，与肝、脾、心三脏及冲任二脉关系密切。基本病机为肾精不足，冲任亏虚。

绝经是指月经完全停止1年以上，是妇女生命进程中必然发生的生理过程。我国城市妇女的平均绝经年龄为49.5岁，农村妇女为47.5岁。围绝经期指从接近绝经出现与绝经有关的内分泌、生物学和临床特征起至绝经1年内的期间，即绝经过渡期至绝经后1年。绝经过渡期是指从月经周期出现明显改变至绝经前的一段时期，通常在40岁后开始，历时约4年，长者可达10~20年。过去，人们一直用“更年期”来形容这一渐进的变更时期。由于更年期定义含糊，1994年WHO提出废弃“更年期”，推荐采用“围绝经期”一词。

本病相当于西医学的围绝经期综合征，又称绝经综合征，是妇女在绝经前后出现性激素波动或减少所致的一系列躯体和精神心理症状。绝经分为自然绝经和人工绝经，前者指卵巢内卵泡生理性耗竭所致，后者指两侧卵巢经手术切除或受放射性治疗所致的绝经，人工绝经较自然绝经者更易发生绝经综合征。绝经前后最明显的变化是卵巢功能衰退，随后表现为下丘脑-垂体功能退化，从而出现一系列临床症状。

（一）辨病

本病主要发生于40岁左右妇女，以绝经前后出现月经紊乱、阵发性潮热汗出、心悸心烦、性欲减退、情绪不稳定等为主症。临床表现分为近期症状和远期症状。

1. 近期症状　①月经紊乱：40岁左右妇女出现月经周期不规则、经期持续时间长及经量增多或减少。②血管舒缩症状：潮热是特征性症状，是雌激素降低的特征性表现，为反复出现短暂的面部和颈部及胸部皮肤阵阵发红，伴有烘热，继之出汗，一般持续1~3分钟。该症状一般持续1~2年，长者可达5年或更长时间。③自主神经失调症状：心悸、眩晕、头痛、失眠、耳鸣等。④精神神经症状：注意力不易集中，情绪波动大，激动易怒、焦虑不安或情绪低落、抑郁、不能自我控制及记忆力减退等。

2. 远期症状　①泌尿生殖道症状：阴道干燥、性交困难及反复阴道感染、排尿困难、尿痛、尿急等。②骨质疏松：50岁以上妇女约半数以上会发生绝经后骨质疏松（一般在绝经后5~10年内），最易发生在椎体。③阿尔茨海默病：绝经期妇女发病率高于老年男性。④心血管病变：绝经后妇女动脉硬化、冠心病发病率明显高于绝经前。

实验室检查：血清 FSH（促卵泡激素）值升高，或伴有血清 E_2（雌激素）值降低有助于诊断。

（二）治疗

1. 推荐处方 1

（1）治法：滋肾固本，调理冲任。

（2）穴方：关元、肝俞、肾俞、三阴交、太溪。失眠加四神聪、神门、安眠；汗多加合谷、复溜、夹脊；心悸加内关、神门。

（3）操作：①毫针刺，背俞穴向脊柱方向斜刺；肝阳上亢者，太冲可用短毫针点刺出血；余穴常规操作。②结合电针及灸法，在上述毫针刺基础上，三阴交、太溪可接电针，用疏密波，弱刺激，以患者稍有刺激感为度，刺激 20~30 分钟；阳虚者腹部、背部穴可加艾条温和灸或温针灸法。

2. 推荐处方 2　耳穴方：内生殖器、内分泌、皮质下、神门、交感、肾、肝、脾、心。每次选一侧 3 或 4 耳穴，毫针用轻刺激。也可用埋针或压籽法。

（三）按语

1. 针灸治疗本病有较好疗效，但应注意配合心理疏导，使患者畅达情志，避免忧郁、焦虑、急躁情绪；要劳逸结合，多做户外活动，加强体育锻炼，增强体质。对重症患者，还应注意配合中药或其他疗法治疗。

2. 绝经期前后是妇女多种肿瘤好发的时期，因此，在诊断本病时要详问病情，并可根据病情做一些必要的辅助检查，排除其他疾病，以免贻误病情。

七、经前期综合征

经前期综合征（PMS）是指反复在经前期（黄体期）出现周期性以躯体、精神症状为特征的综合征，月经来潮后症状自然消失。病因尚不明确，可能与精神社会因素、卵巢激素失调和神经递质异常有关。本病多发于 25~45 岁的育龄妇女，临床表现各异，病情轻重有别，轻者可以忍受，重者影响工作和生活。

在中医古籍中，根据月经周期而出现的各种不同症状，分别有“经行头痛”“经行眩晕”“经行乳房胀痛”“经行浮肿”“经行吐衄”“经行情志异常”

"经行泄泻"等记载，各症既可单独出现，又可同时出现。因此，本病应属于中医学"月经前后诸证"之范畴，多因情志失调、素体虚弱、饮食所伤、劳倦过度等因素，导致脏腑、气血、阴阳失调而发病。总之，本病与冲、任二脉及脾、肝、肾关系密切，其基本病机是冲任气血不和，脏腑阴阳失调。

（一）辨病

以月经来潮前出现精神紧张、神经过敏、烦躁易怒、乳房胀痛等症状，呈周期性发作为主症。症状出现于月经前1~2周，月经来潮后迅速减轻直至消失。主要症状包括：①躯体症状，头痛、背痛、乳房胀痛、腹部胀满、便秘或腹泻、肢体浮肿、体重增加、运动协调功能减退。②精神症状，易怒、焦虑、抑郁、情绪不稳定、疲乏及饮食、睡眠、性欲改变。③行为改变，注意力不集中、工作效率低、记忆力减退、神经质、易激动等。临床需与轻度精神病及心、肝、肾等疾病引起的浮肿相鉴别；必要时可同时记录基础体温，以了解症状出现与卵巢功能的关系。

（二）治疗

1. 推荐处方1

（1）治法：镇静安神，调理气血。

（2）穴方：百会、神门、三阴交、太冲。头痛、眩晕加风池、太阳；失眠多梦加内关、四神聪；乳房胀痛加肩井、膻中；情志异常、烦躁易怒加水沟、神庭；腹泻加天枢、上巨虚。

（3）操作：①毫针刺，在月经来潮前2周开始治疗，直到月经来潮。主穴以平补平泻法或泻法为主，三阴交可行补法。余穴常规操作。②结合灸法，在上述毫针治疗基础上，虚证可加灸法。

2. 推荐处方2　耳穴方：内生殖器、内分泌、皮质下、肝、脾、肾。毫针中度刺激，留针15~30分钟；也可用埋针或压籽法。

3. 推荐处方3　皮肤针方：在下腹部任脉、肝经、脾经和腹股沟以及下肢足三阴经循行线上轻轻叩刺，以局部皮肤潮红为度。

（三）按语

1. 针灸治疗本病有较好的临床疗效，治疗同时应调整生活状态，如合理的饮食及营养，适当的身体锻炼，戒烟、限制钠盐和咖啡的摄入。

2. 据报道经前期综合征患者对安慰剂治疗的反应率高达30%～50%，部分患者精神症状突出，情绪紧张时明显加重症状，因此，心理因素对本病影响较大，必须对患者做好心理疏导，消除紧张情绪，使其心态平和，保持心情舒畅。

八、带下过多

带下过多系指带下量明显增多，色、质、气味异常，或伴有全身及局部症状的一种病证，又称“带证”“下白物”“白沃”“赤白沃”等。若在月经期前后、排卵期及妊娠期带下量稍有增多，而没有其他不适者，属正常生理现象。中医学认为，湿邪是导致带下过多的主要原因。若素体脾虚，或饮食所伤，或劳倦太过，使脾虚失运，湿浊内盛，流注下焦；或肾阳不足，气化失常，水湿内停；或久居湿地，冒雨涉水，或摄生不洁，湿毒内侵，均可使任脉受损，带脉失约，发为带下过多。本病病位在胞宫，与脾、肾及带脉、任脉关系密切。

西医学认为，白带是由阴道黏膜渗出液、宫颈管及子宫内膜腺体分泌液等混合而成，其形成与雌激素作用有关。正常白带呈白色稀糊状或蛋清样，高度黏稠，无腥臭味，量少，对妇女健康无不良影响，称为生理性白带。生殖道出现炎症，特别是阴道炎、急性宫颈炎或癌症、盆腔炎等，白带量显著增多且性状亦有异常改变，称为病理性白带。西医学无带下病之病名，认为带下异常仅仅是多种疾病的一个症状，临床须根据病史、症状、体征及实验室检查以做出进一步诊断。凡出现病理性白带的疾病，可归属中医学的带下病范畴。

（一）辨病

凡以带下量明显增多，色、质、气味发生异常，或伴有全身、局部症状者可诊断为中医学的带下过多。临床应进一步对引起带下异常的相关常见疾病进行鉴别诊断。

1. 阴道炎　①细菌性阴道炎，带下色白，质稀，有腥臭味，或伴外阴瘙痒或灼热感，部分患者无症状；镜检可找到线索细胞，氨试验阳性。②萎缩性阴道炎，有绝经史，外阴灼热不适、瘙痒，阴道分泌物增多，质稀薄，呈淡黄色，严重者呈脓血性白带；妇检阴道呈萎缩性改变。

2. 宫颈炎　阴道分泌物增多，呈乳白色黏液状，或呈淡黄色脓性，可伴外阴瘙痒及灼热感，腰骶部酸痛、下腹部坠痛；可有血性白带或性交后出血。妇科检查宫颈有不同程度的充血、水肿、糜烂、肥大，有黏液脓性分泌物附着甚至从宫颈管流出。

3. 慢性盆腔炎　阴道分泌物增多，下腹部坠胀、疼痛及腰骶部酸痛，常在劳累、性交后及月经前后加剧；可伴月经失调，量增多，时有低热，易疲倦；部分患者可出现精神不振，周身不适，失眠等。妇科检查子宫常呈后倾后屈，活动受限或粘连固定。输卵管炎在子宫一侧或两侧可触及呈索条状的增粗输卵管，并有轻度压痛。输卵管积水或输卵管卵巢囊肿，在盆腔一侧或两侧触及囊性肿物，活动多受限。盆腔结缔组织炎时，子宫一侧或两侧有片状增厚、压痛，宫骶韧带常增粗、变硬，有触痛。腹腔镜、B 超等有助于鉴别。

4. 盆腔瘀血综合征　临床特点为“三痛两多一少”，即盆腔坠痛、低位腰痛、性交痛、月经多、白带多、妇科检查阳性体征少。常需盆腔静脉造影、腹腔镜检或手术证实有盆腔静脉增粗、迂回、曲张或成团，并除外生殖器官其他器质性病变。

5. 卵巢功能失调性白带异常　白带呈透明黏液性，外观与正常白带相似，量显著增多，但应排除宫颈癌高分化腺癌及阴道腺病。

（二）治疗

1. 推荐处方 1

（1）治法：利湿化浊，固摄任带。

（2）穴方：带脉、中极、白环俞、三阴交。阴道炎加曲骨、会阴、太冲；宫颈炎加子宫、曲骨；慢性盆腔炎、盆腔瘀血综合征加归来、曲骨、阿是穴（下腹部压痛点）、次髎；卵巢功能失调加子宫、阿是穴（子宫穴外 0.5~1 寸）。阴痒加蠡沟、太冲；带下色红加太冲、行间；腰部酸痛加肾俞、大肠俞；纳少便溏加中脘、天枢。

（3）操作：①毫针刺，带脉向前斜刺，不宜深刺；白环俞直刺，使骶部有酸胀感；中极针尖向下斜刺，使针感传至耻骨联合部，或会阴部。余穴常规操作。②结合电针、灸法及刺络拔罐法，在上述毫针刺基础上，腰骶部、腹部穴位可加电针，密波或疏密波交替，刺激 20 分钟；可加灸法；湿热明显者，白环俞可刺络拔罐，行间点刺出血。

2. 推荐处方2　穴位注射方：关元、中极、三阴交、足三里。每次选用上下各一穴。用黄芪注射液、当归注射液、胎盘组织液等。每穴注药1~2 mL，隔日1次。

3. 推荐处方3　刺络拔罐方：十七椎、腰眼为主穴，配“八髎”周围之络脉。三棱针点刺出血，拔罐5~10分钟。每3~5天治疗1次。适用于湿热下注所致带下病。

（三）按语

1. 带下过多的病因复杂，一般而言针灸对卵巢功能失调性带下过多效果最好，对于阴道炎、宫颈炎、慢性盆腔炎及盆腔瘀血综合征导致的带下病也有较好疗效，但要注意明确诊断，针对病因施治，可配合药物内服及外阴部药物洗浴等法，以提高疗效。要注意排除癌性病变导致的带下过多。

2. 平素应养成良好的卫生习惯，勤洗勤换内裤，注意经期卫生及孕产期调护，经常保持会阴部清洁卫生，避免重复感染。

3. 饮食有节，忌食生冷辛辣、厚味；调畅情志，避免精神刺激，清心寡欲，减少房事，注意劳逸适度，多行户外活动。

九、带下过少

带下过少是指带下量明显减少，导致阴中干涩痒痛，甚至阴部萎缩者。中医学认为，大病久病，年老体弱，肾精亏耗，气血枯滞，任带失养，阴液不足无以滋润阴窍，可导致带下过少。本病的主要病机为阴液不足，不能润泽阴户。肝肾亏损，血枯瘀阻是导致带下过少的主要原因。

带下过少可见于西医学的卵巢早衰、绝经后卵巢功能下降、盆腔放疗后、药物抑制卵巢功能等导致雌激素水平低落而引起的阴道分泌物减少，本病可影响妇女的生育和生活质量。

（一）辨病

以带下过少甚至全无，阴道干涩，重者阴部萎缩，或伴性欲低下，性交痛等为主症可诊断为带下过少。临床应进一步分析引起带下过少的病因。

1. 卵巢功能早衰　女性 40 岁之前绝经，常伴绝经期症状，实验室检查可见雌二醇（E_2）下降，促卵泡生成素（FSH）、促黄体生成素（LH）、睾酮（T）升高。

2. 绝经后　一般妇女在 45~54 岁自然绝经，因卵巢功能下降而出现带下过少，少数可出现阴道干涩不适等症状。

3. 手术切除卵巢或盆腔放疗后　有明确的手术或放疗史，其后出现带下过少。

（二）治疗

1. 推荐处方 1

（1）治法：调理任带，润养胞脉。

（2）穴方：关元、带脉、血海、足三里、三阴交。卵巢功能早衰加肾俞、阿是穴（子宫穴外 0.5~1 寸）；绝经后加子宫、曲骨、太溪；手术切除卵巢或盆腔放疗后加子宫、次髎、气海。

（3）操作：①毫针刺，常规操作。②结合电针及刺络拔罐法，关元、带脉可加电针，疏波刺激 20 分钟；血枯瘀阻者，膈俞可加刺络拔罐，血海点刺出血。

2. 推荐处方 2　穴位注射方：关元、归来、三阴交、足三里。当归注射液或胎盘组织液，每穴注药 1~2 mL，隔日 1 次。

（三）按语

1. 针灸治疗带下过少具有一定效果，但必须明确诊断，针对引起病因综合治疗。

2. 治疗期间忌食辛辣、油腻、寒凉之品。合理调整生活状态，避免精神刺激，保持心情舒畅，适当的身体锻炼。

第四节　妇科杂病

一、不孕症

不孕症是妇科常见的疑难病证，凡女子婚后未避孕，有正常性生活，配偶生殖功能正常，同居1年以上而未受孕者；或曾有过孕育史，而后未避孕，又连续1年未再受孕者，称不孕症。前者为原发性不孕，古称“全不产”；后者为继发性不孕，古称“断续”。

中医学认为，不孕症的发生常与先天禀赋不足、房事不节、反复流产、情志失调、饮食所伤等因素有关，其病因病机虽然较为复杂，但总不外乎脏腑、经络、冲任、气血病变。凡先天肾虚，或精血亏损，使冲任虚衰，寒客胞脉，而不能摄精成孕；情志不畅，肝气郁结，气滞血瘀，或经期产后，余血未净，不禁房事，瘀血停滞，冲任受阻，不能摄精成孕；或脾失健运，痰湿内生，滞于冲任，壅塞子宫，导致不孕。本病病位在胞宫，与任、冲二脉及肾、肝、脾关系密切。基本病机为肾气不足，冲任气血失调。

西医学认为，临床上有绝对不孕和相对不孕之分。夫妇一方有先天或后天生殖器官解剖生理方面的缺陷，无法纠正而不能妊娠者称“绝对不孕”；夫妇一方，因某些因素阻碍受孕，一旦纠正仍能受孕者称“相对不孕”。临床上导致不孕症的原因非常复杂，如排卵障碍、输卵管因素、子宫因素和宫颈因素以及免疫因素等，另外也有部分患者经临床系统检查仍不能确认不孕原因。排卵功能障碍导致不排卵的主要原因有：①下丘脑-垂体-卵巢轴功能紊乱。②卵巢病变，如卵巢早衰、多囊卵巢综合征、卵巢不敏感综合征。③肾上腺及甲状腺功能异常也可影响卵巢功能。

以下主要介绍排卵障碍所致不孕症的针灸治疗，其他原因导致的不孕症可参照治疗。

（一）辨病

以育龄妇女，未避孕，配偶生殖功能正常，婚后有正常性生活，同居1年以上而未怀孕为主症。本病是因女方原因导致的不能怀孕，诊断首先要排除男方因素。女方检查应详细询问与不孕有关的病史，注意检查第二性征及内外生殖器发育情况，有无畸形、炎症、包块、触痛及泌乳，并做特殊检查，如卵巢功能检查、输卵管通畅试验、宫腔镜、腹腔镜等，以分辨病属何种不孕。B超及磁共振成像对女性生殖道形态和畸形导致的不孕有较好的诊断价值。排卵障碍所致不孕症通过卵巢功能检查可以确诊，包括排卵检测和黄体功能检查，可用 B 超检测卵泡发育和排卵；基础体温检测、宫颈黏液检查、黄体期子宫内膜活组织检查、女性激素（促卵泡激素、黄体生成素、雌二醇、催乳素、睾酮、黄体酮）的测定。在黄体中期测定黄体酮可反映是否排卵和黄体功能；在月经周期第 2~3 天测定促卵泡激素等，可反映卵巢的基础状态。

西医认为受孕是一个复杂而又协调的生理过程，必须具备下列条件：卵巢排出正常卵子；精液正常，有正常性生活；卵子和精子能在输卵管内相遇并结合成为受精卵，并能顺利地输入子宫腔内；子宫内膜已准备充分，适合于受精卵着床。此环节中任何一个异常，便可导致不孕症。在男方生殖器官及精液正常的情况下，因女性原因所致不孕，临床常分为以下几类：卵巢性不孕、阴道性不孕、宫颈性不孕、子宫性不孕、输卵管性不孕、染色体异常性不孕、免疫性不孕。

（二）治疗

1. 推荐处方 1

（1）治法：调理冲任，补肾助孕。

（2）穴方：关元、子宫、阿是穴、肾俞、次髎、三阴交。

（3）操作：①毫针刺，阿是穴在子宫外侧（0.5~1 寸，即相当于卵巢的体表投影）；次髎深刺 2~2.5 寸，针感向少腹放射。选择排卵期之前（约月经周期第 12 天）开始治疗为宜，以促进排卵。②结合电针、灸法，在毫针刺基础上，关元、子宫、肾俞穴可加艾条温和灸或隔附子饼灸、隔葱灸，或温针灸；子宫、阿是穴可接电针，疏密波，刺激 20 分钟。

2. 推荐处方 2　穴位注射方：子宫、关元、归来、肾俞、三阴交。每次选 2 穴，以当归注射液、绒毛膜促性腺激素等，每穴注入药液 1~2 mL，从月经周期第 12 天开始治疗，连续治疗 5 次。

3. 推荐处方 3　穴位埋线或贴敷方：子宫、归来、三阴交。按埋线法常规操作，植入羊肠线，每月 1 次；或取败酱草、皂刺、当归、丹参、元胡、莪术、川芎、赤芍各 10 g，共为细末，以生理盐水搅拌成糊状，取适量贴敷于穴位，胶布固定。每周 2 次。

（三）按语

1. 引起不孕的原因很多，男女双方皆应查明原因，针对病因治疗。针灸主要对神经内分泌功能失调导致的不孕有较好的疗效，但其疗程较长，需要坚持治疗。

2. 注意情志调节，经期卫生，加强运动，增强体质。

二、阴挺

阴挺是妇女阴中有物下坠，甚至挺出阴户之外，又称“阴挺下脱”“阴脱”“阴突”等。根据其脱出的不同形态，又有“阴菌”“阴痔”“阴痂”等名称。因本病多发生在产后，又称之为“产肠不收”“子肠不收”。中医学认为，本病多发生在产后，因气虚而中气下陷，或产伤未复而操劳过度，或年老体衰，肾气不同，带脉失约，亦有因久咳、便秘而致者。发病年龄多在40~70岁，多见于多产妇女。

本病相当于西医学的子宫脱垂。正常情况下子宫位于盆腔中部，呈前倾或后倾位，子宫纵轴与阴道纵轴成90°~100°，子宫颈位于坐骨棘水平以上，子宫正常位置的维持主要靠盆底肌肉和筋膜以及附着于子宫的韧带等的支持作用。当子宫从正常位置沿阴道下降，子宫颈外口达坐骨棘水平以下，甚至脱出阴道口外，则为子宫脱垂。本病病因主要为分娩损伤（经阴道助产或第二长程延长）致盆底肌、筋膜及子宫韧带过度伸展甚至撕裂致组织松弛；或腹腔内压增加（盆腔肿瘤、腹水、便秘、长期慢性咳嗽等）；或雌激素水平下降（妇女哺乳期、更年期、老年期）；或盆腔组织先天发育不良或退行性变等，致使盆底组织及子宫的韧带变薄弱，子宫失其正常位置而下垂。本病常并发阴道前、后壁膨出及膀胱膨出。

（一）辨病

当患者自诉有球形物自阴道内脱出，咳嗽，走路时加重，轻者肿物脱出不大，经平卧休息后能自动回纳，重者脱出肿物较大，平卧休息后亦不能自行回纳，多数患者伴腰骶部酸痛、带下量多等症状，即可诊断为中医的阴挺。临床应进一步分清子宫脱垂的程度。取截石位，嘱患者向下屏气，当腹压增加时，观察子宫颈的位置。①Ⅰ度：子宫体下降，子宫颈外口位于坐骨棘水平以下，但未脱出阴道口外。②Ⅱ度轻：子宫颈已露于阴道口或脱于阴道口外，但子宫体仍在阴道口内。③Ⅱ度重：子宫颈及部分子宫体脱出阴道口之外。④Ⅲ度：

整个子宫全部脱出阴道口外。

（二）治疗

1. 推荐处方 1

（1）治法：益气升提，补肾同脱。

（2）穴方：百会、气海、子宫、维道、曲骨、三阴交。

（3）操作：①毫针刺，补法为主。维道、气海向曲骨方向斜刺 2~2.5 寸，使针感放散到会阴部，单方向捻转，使肌纤维缠绕针身后，缓慢提针柄，使患者有子宫上提收缩感为宜。留针过程中令患者收腹，深吸气，可增强针刺效果。余穴常规操作。②结合电针、灸法，毫针刺基础上，双侧子宫，气海、曲骨分别接电针仪，气海接正极，曲骨接负极，疏波或疏密波交替，刺激 20 分钟，强度以患者能耐受为度；百会先针后灸，或针灸同施，用艾条行温和灸，腹部穴可加艾条温和灸或温针灸。

2. 推荐处方 2　穴位注射方：曲骨、双维胞（关元旁 6 寸）、双肾俞。催产素 10 μg 加生理盐水至 10 mL，亦可选用维生素 B_1、维生素 B_{12}注射液，或当归注射液。每穴注入药液 1~2 mL，隔日 1 次。

3. 推荐处方 3　穴位贴敷方：神阙、子宫。取蓖麻籽 10~20 粒，捣烂成泥，与当归、丹参、川芎、赤芍、升麻、枳壳各 10 g，共为细末，以生理盐水搅拌成糊状，取适量贴敷于穴位，以胶布固定。每周 2 次。

（三）按语

1. 针灸对于轻度阴挺有较好的治疗效果。对重度（Ⅱ度重、Ⅲ度子宫脱垂）疗效较差，应采取手术等综合方法治疗。

2. 针灸治疗的同时，应指导患者做提肛肌运动。方法：自然坐位，做肛门收缩的动作，继而放松，一松一紧，每日早晚各 1 次，每次 5~15 分钟。

3. 积极治疗引起腹压增高的病变，如慢性支气管炎、便秘等。产后 3 个月内应尽量避免久蹲及担、提重物。哺乳期不宜超过 2 年，以免导致子宫及其周围组织萎缩，引发阴挺。

三、高催乳素血症

高催乳素血症是以非妊娠期和非哺乳期出现乳房泌乳和月经的停闭或紊乱

为主症，且血清催乳激素水平异常升高，亦称为“溢乳性闭经”。

本病可归属于中医学“月经不调”“闭经”“不孕”“溢乳”等范畴。中医学认为，本病发生多与禀赋不足、七情内伤、人流小产、饮食不节、劳倦过度等因素有关。其基本病机以肾精亏虚为本，肝郁气滞为标。病变脏腑主要在肝、脾、肾。

（一）辨病

血清催乳激素（PRL）水平持续异常增高，大于1.14 nmol/L，同时出现非妊娠和非哺乳期乳房泌乳，闭经或月经不调，不孕，性欲下降，部分患者可有头痛、眼花、视觉障碍及性功能改变等临床表现，可诊断为高催乳素血症。必要时可进行包括蝶鞍 CT 或 MRI 等检查。另外，要注意药物性泌乳症，长期服用多巴胺受体和 H_2 受体拮抗剂、某些抗精神病药、抗抑郁药、雌激素和避孕药、抗心律失常及抗高血压药等亦可出现溢乳，结合病史、服药史可以确诊。

（二）治疗

1. 推荐处方 1

（1）治法：调理冲任，理气活血。

（2）穴方：肾俞、肝俞、膻中、关元、三阴交、公孙。月经不调加气海、归来；腹胀加天枢

（3）操作：①毫针刺，以平补平泻法为主。②结合灸法及电针，毫针刺基础上，背俞、关元可加灸法；背俞穴可接电针，密波，每次 20 分钟。

2. 推荐处方 2　穴位注射方：足三里、关元、归来、三阴交、肝俞、脾俞、肾俞。用 5% 当归注射液或 10% 红花注射液，每次选 2 或 3 穴，每穴注射 1～2 mL，隔日 1 次。

（三）按语

针灸疗法对高催乳素血症有一定的疗效。临床治疗应根据病因，多采用针药结合的方法治疗。

第七章

神经系统疾病

第一节　中风（脑卒中）

猝然昏仆、不省人事或不经昏仆，以半身不遂，和（或）口角歪斜、语言不利等为主症的疾病，又称“卒中”“类中”“击仆”“大厥”“偏枯”。西医学短暂性脑缺血发作、脑梗死（如脑血栓形成、脑栓塞、腔隙性梗死）、脑出血、蛛网膜下隙出血、其他动脉性疾病（如脑底异常血管网病、脑动脉盗血综合征、脑淀粉样血管病、伴有皮质下梗死和白质脑病的常染色体显性遗传性脑动脉病）、颅内静脉窦及脑静脉血栓形成等可有本证。本节重点讨论短暂性脑缺血发作（TIA）、缺血性脑卒中、脑出血、蛛网膜下隙出血。

一、史书记载

有关中风的记载，始见于《内经》，认为本病的发生与体质、饮食、感受外邪、烦劳暴怒等有关。唐宋之前，多以“内虚邪中”的“外风”学说立论，其中《备急千金要方》小续命汤和《素问·病机气宜保命集》大秦艽汤均为疏风散邪、扶助正气之法的代表方。唐宋之后，尤以金元时期突出以“内风”立论，为中风病因学说上的一大转折。其中张元素认为病因是热，刘河间主张“心火暴甚”，李东垣力主“正气自虚”，朱丹溪则倡“湿痰生热”。至清代，叶天士明确以“内风”立论并在《临证指南·中风》进一步阐明了发病机制；王清任则倡“气虚血瘀”并立补阳还五汤。

二、病因病机

正气不足，邪气入侵，外风引动痰湿；或肝肾阴虚，阴虚阳亢，阳化风动；或五志过极、妄自过劳，化火动风；或痰湿内蕴，热痰搏结；或气滞血瘀；均可蒙蔽清窍、窍闭神逆发为中风。本病是虚（阴虚、气虚）、火（肝火、心火）、风（肝风）、痰（风痰、湿痰）、气（气逆）、血（血瘀）6方面相互影响、相互作用的结果。以肝肾阴虚为根本，窍闭神匿、神不导气为病机关键。病位在脑，与心、肝、脾、肾相关。

三、临床表现及诊断

遵循以下流程进行脑血管疾病诊断。

1. 临床表现　突发局灶性神经功能缺损，或全面神经功能缺损。如：①一侧肢体（伴或不伴面部）无力或麻木。②一侧面部麻木或口角歪斜。③说话不清或理解语言困难。④双限向一侧凝视。⑤一侧或双眼视力丧失或模糊。⑥眩晕伴呕吐。⑦既往少见的严重头痛、呕吐。⑧意识障碍或抽搐。

2. 评估是否为脑血管病　注意发病形式、体征持续时间。询问病史及用药史。排除脑外伤、中毒、癫痫后状态、脑卒中、高血压脑病、血糖异常、脑炎及躯体重要脏器功能严重障碍等引起的脑部病变。

3. 判断脑血管疾病性质　是短暂性脑缺血发作、缺血性脑卒中，还是出血性脑卒中、蛛网膜下隙出血或其他脑血管疾病。

（1）神经系统症状和体征持续时间。

（2）气道和呼吸、循环功能。

（3）一般体格检查和神经系统查体。

（4）脑影像学（CT或MRI）检查：以鉴别是短暂性脑缺血发作、缺血性脑卒中，还是出血性脑卒中、蛛网膜下隙出血或其他脑血管疾病。

4. 诊断

（1）短暂性脑缺血发作（TIA）

①起病突然，迅速出现局灶性神经系统症状和体征。

②神经系统症状和体征多数持续十至数十分钟，并在1小时内恢复，但可

反复发作。

③神经影像学未发现任何急性梗死病灶。

（2）缺血性脑卒中

①急性起病。

②局灶性神经功能缺损，少数为全面神经功能缺损。

③症状和体征持续数小时以上（溶栓可参照适应证选择患者）。

④脑 CT 或 MRI 排除脑出血和其他病变。

⑤脑 CT 或 MRI 有责任梗死病灶。

（3）脑出血

①多在动态下急性起病。

②突发出现局灶性神经功能缺损症状。

③常伴有头痛、呕吐，可伴有血压增高、意识障碍和脑膜刺激征。

④脑 CT 或 MRI 可见出血病灶。

（4）蛛网膜下隙出血

①多在情绪激动或用力等情况下急骤发病。

②突发剧烈头痛，持续不能缓解或进行性加重；多伴有恶心、呕吐；可有短暂的意识障碍及烦躁、谵妄等精神症状，少数出现癫痫发作。

③脑膜刺激征明显，眼底可见玻璃膜下出血，少数可有局灶性神经功能缺损的征象，如轻偏瘫、失语、动眼神经麻痹等。

④CT 显示蛛网膜下隙内高密度影，CT 若无阳性发现，而临床可疑下腔出血需要行腰穿检查脑脊液。

5. 病情评估

（1）神经功能缺损量表。

（2）实验室检查：①血糖、血脂、肝肾功能和电解质。②心电图和心肌缺血标志物。③全血计数，包括血小板计数。④凝血酶原时间（PT）、国际标准化比率（INR）和活化部分凝血活酶时间（APTT）。⑤氧饱和度。⑥同型半胱氨酸。

（3）辅助检查：颈动脉超声检查、经颅彩色多普勒超声和心脏彩色多普勒超声。磁共振血管成像（MRA）、CT 血管成像（CTA）和数字减影血管造影

（DSA）、脑脊液检查等。

（4）评估

①缺血性脑卒中：发病时间是否在4.5小时或6小时以内，是否适合溶栓，有无溶栓禁忌证。

②脑出血：根据出血部位、范围、出血量，血液是否进入脑室系统，出血周围水肿及中线移位情况评估药物治疗还是手术治疗。

局限性定位体征有以下几方面。

A. 壳核型出血主要有三偏征（偏瘫、偏盲、偏身感觉障碍）、双眼同向凝视，左侧半球可有失语。

B. 丘脑型可有偏瘫，偏身感觉障碍，双眼垂直性注视麻痹和会聚不能，瞳孔缩小。

C. 脑叶型意识障碍轻，抽搐发作和脑膜刺激征多较明显，局灶体征因受损脑叶不同而异。

D. 脑桥型昏迷深、瞳孔小、高热、呈去大脑性强直或四肢瘫（重型者），轻型者有交叉性麻痹和感觉障碍、眼球运动障碍（眼外肌麻痹、同向凝视麻痹、核间性眼肌麻痹）。

E. 小脑型为眩晕、眼球震颤、共济失调（轻型），重型者昏迷、四肢松软等。

F. 脑室型者针尖样瞳孔、昏迷深、高热和去大脑性强直。

③蛛网膜下隙出血：评估药物治疗、脑室穿刺CSF外引流术、血管内介入治疗还是手术治疗。

6. 危险因素及病因评估

（1）短暂性脑缺血发作和缺血性脑卒中

①危险因素：高血压、高脂血症、糖尿病。

②病因：动脉粥样硬化、各类动脉炎、外伤性及其他物理因素、血液病如红细胞增多症等、药物、心源性、动脉源性、其他（脂肪栓、气栓、瘤栓、寄生虫栓、静脉炎栓等）。

（2）脑出血：高血压、动脉硬化、先天性脑动脉瘤、脑血管畸形、脑瘤、血液病（如再生障碍性贫血、白血病、血小板减少性紫癜及血友病等）、感染、药物、外伤及中毒等。

（3）蛛网膜下隙出血：动脉瘤破裂（先天性动脉瘤、动脉硬化性动脉瘤、细菌性动脉瘤）、血管畸形、动脉硬化、颅内异常血管网症、其他或原因不明。

四、辨证要点

1. 辨中经络、中脏腑　中经络者虽有半身不遂、口眼歪斜、语言不利，但意识清楚；中脏腑者则昏不知人，或神志混糊、迷蒙，伴见肢体失用。

2. 中脏腑者辨闭证与脱证　闭证属实，因邪气内闭清窍所致，症见神志昏迷、牙关紧闭、口噤不开、两手握固、肢体强痉等。脱证属虚，乃为五脏真阳散脱，阴阳即将离决之候，临床可见神志昏愦无知、目合口开、四肢松懈瘫软、手撒肢冷汗多、二便自遗、鼻息低微等。闭证常见骤起，脱证则由闭证恶变转化而成。

3. 闭证当辨阳闭和阴闭　阳闭有瘀热痰火之象，如身热面赤、气粗鼻鼾、痰声如拽锯、便秘溲黄、舌苔黄腻、舌绛干，甚则舌体卷缩、脉弦滑而数。阴闭有寒湿痰浊之征，如面白唇紫、痰涎壅盛、四肢不温、舌苔白腻、脉沉滑等。

五、治疗

1. 针灸治疗

（1）毫针

①中脏腑

A. 治疗原则：醒脑开窍，肩闭固脱。

B. 主方 1：以手厥阴心包经、督脉经穴为主。内关、水沟。

C. 配穴：闭证加十二井穴、太冲、合谷；脱证加关元、气海、神阙。

D. 刺灸方法：内关、太冲、合谷毫针泻法；水沟用雀啄法，以眼球湿润为佳；十二井穴用三棱针点刺出血；关元、气海用大艾炷灸法；神阙用隔盐灸法。

②中经络及后遗症期

A. 治疗原则：醒脑开窍，滋补肝肾，疏通经络。

B. 主方 2：以阴经、督脉、足太阳经为主。内关、水沟、三阴交、极泉、尺泽、委中；内关、上星、百会、印堂、风池、完骨、天柱。

在急性期以选用主方 1 为主，在后遗症期根据患者情况两组主方可同时、交替或以主方 2 为主进行治疗。

C. 刺灸方法：内关用泻法；水沟用雀啄法，以眼球湿润为佳；三阴交用提插补法使患侧下肢抽动 3 次；极泉、尺泽、委中用提插泻法，患肢抽动 3 次为度。可酌加电针、刺络拔罐。

D. 配穴：口眼㖞斜者，加风池、太阳、下关、地仓透颊车、健侧合谷，局部阿是穴刺络拔罐；复视者，加风池、天柱、睛明、太阳；失语者，加上星透百会、风池、金津、玉液、通里、天柱、廉泉，金津、玉液点刺放血；吞咽障碍者，加内关、人中、风池、廉泉、天突；肩关节痛者，肩髃、肩髎、肩前、肩贞、肩中俞、肩外俞；上肢不遂者，加极泉、尺泽、肩髃、曲池、合谷、外关、八邪；下肢不遂者，加委中、阳陵泉、足三里、三阴交、太冲、昆仑；足内翻者，加解溪、丘墟透照海、昆仑、筑宾；足外翻者，加太溪、中封；指（趾）活动不利者，加合谷、太冲、八邪、八风；便秘者，加丰隆、左水道、左归来、左外水道、左外归来；癃闭者，加秩边透水道、曲骨；小便淋漓者，加关元、气海、太溪；肝阳暴亢者，加太冲、太溪；风痰阻络者，加丰隆、合谷；痰热腑实者，加曲池、内庭、丰隆；气虚血瘀者，加足三里、气海；阴虚风动者，加太溪、风池。

（2）头针疗法：选取运动区、感觉区、运感区、语言区、运用区。

（3）眼针疗法：取上焦区、下焦区。

2. 中药治疗

（1）中脏腑

①闭证

A. 痰热腑实：通腑泄热，息风化痰。桃仁承气汤加减。

B. 痰火瘀闭：息风清火，豁痰开窍。羚角钩藤汤加减。

C. 痰浊瘀闭：化痰息风，宣郁开窍。涤痰汤加减。

②脱证：回阳救阴，益气固脱。参附汤合生脉散加减。

（2）中经络

①风痰入络：祛风化痰通络。真方白丸子加减。

②风阳上亢：平肝潜阳，活血通络。天麻钩藤饮加减。

③阴虚风动：滋阴潜阳，息风通络。镇肝熄风汤加减。

（3）恢复期

①风痰瘀阻：搜风化痰，行瘀通络。解语丹加减。

②气虚络瘀：益气养血，化瘀通络。补阳还五汤加减。

③肝肾亏虚：滋养肝肾。左归丸合地黄饮子加减。

3. 西医治疗

（1）缺血性脑卒中

①急性缺血性脑卒中

A. 一般治疗：呼吸支持、体温控制、心脏监测、血压控制、血糖控制、营养支持。

B. 特异性治疗：改善脑血循环及神经保护。

a. 溶栓治疗：主要药物为重组组织型纤溶酶原激活剂（rt-PA）和尿激酶（UK）。抢救半暗带组织的时间为4.5小时内或6小时内。

静脉溶栓的适应证与禁忌证如下。

适应证：年龄18~80岁；发病4.5小时以内（rt-PA）或6小时内（尿激酶）；脑功能损害的体征持续存在超过1小时，且比较严重；脑CT已排除颅内出血，且无早期大面积脑梗死影像学改变；患者或家属签署知情同意书。

禁忌证：既往有颅内出血，包括可疑蛛网膜下隙出血；近3个月有头颅外伤史；近3周内有胃肠或泌尿系统出血；近2周内进行过大的外科手术；近1周内有在不易压迫止血部位的动脉穿刺。近3个月内有脑梗死或心肌梗死史，但不包括陈旧小腔隙梗死而未遗留神经功能体征。严重心、肝、肾功能不全或严重糖尿病患者。体检发现有活动性出血或外伤（如骨折）的证据。已口服抗凝药，且INR>1.5；48小时内接受过肝素治疗（APTT超出正常范围）。血小板计数低于100×10^9/L，血糖<2.7 mmol/L。血压，收缩压>180 mmHg，或舒张压>100 mmHg。妊娠。不合作。

b. 抗小板治疗：显著降低随访期末的病死或残疾率，减少复发。发病后尽早给予口服阿司匹林150~300 mg/d，急性期后可改为50~150 mg/d，不能耐受阿司匹林者，可选用氯吡格雷。

c. 抗凝治疗：谨慎评估风险、效益比后慎重选择。药物如普通肝素、低分子肝素、阿加曲班等。

d. 降纤治疗：蛇毒制剂可以显著降低血浆纤维蛋白原水平，尚有增加纤溶活性及抑制血栓形成作用，更适用于并发高纤维蛋白原血症患者。常用药物为巴曲酶、降纤酶。

e. 神经保护药：目前常用的有钙拮抗药、兴奋性氨基酸拮抗药、神经节苷脂、抗氧化药和自由基清除药（依达拉奉）、细胞膜稳定药（胞磷胆碱）等。

C. 急性期并发症处理：脑水肿与颅内压增高，卧床，甘露醇静脉滴注，或甘油果糖、呋塞米等。发病48小时内，60岁以下的恶性大脑中动脉梗死伴严重颅内压增高、内科治疗不满意且无禁忌证者，可考虑是否行减压术。压迫脑干的大面积小脑梗死患者可请脑外科会诊协助处理。

D. 血管内介入治疗：颅外段颈动脉狭窄是导致缺血性脑卒中的常见病因。针对颈动脉狭窄进行血管内支架成形术。

E. 外科治疗：包括颈动脉内膜切除术、颅外-颅内动脉架桥术、颈动脉和颅内血管内支架成形术、球囊扩张成形术和脑梗死超早期动脉内溶栓、取栓术。

②缺血性脑卒中和TIA危险因素控制

A. 高血压：目标≤140/90 mmHg，理想达到130/80 mmHg。

B. 糖尿病：目标糖化血红蛋白<6.5%，高危2型糖尿病患者注意预防低血糖发生。

C. 脂代谢异常：生活方式干预、饮食及他汀类药物。目标低密度脂蛋白胆固醇（LDL-C）降至2.59 mmol/L，或下降幅度30%~40%。多种危险因素（冠心病、糖尿病、未戒断的吸烟、代谢综合征、脑动脉粥样硬化病变但无确切的易损斑块或动脉源性栓塞证据或外周动脉疾病之一者）的患者应降到2.07 mmol/L以下,或下降幅度>40%。

（2）脑出血

①急性脑出血的内科治疗

A. 一般治疗：卧床休息，保持呼吸道通畅，吸氧，鼻饲，对症治疗，预防感染，监测血糖，观察病情。

B. 降低颅压增高：抬高床头，镇痛或镇静，甘露醇静脉滴注，必要时也可用甘油果糖或呋塞米或大剂量白蛋白等，注意尿量、血钾及心肾功能。伴有意识水平下降的脑积水患者可行脑室引流。

C. 血压控制：如脑出血急性期收缩压>180 mmHg，或舒张压>100 mmHg 应予以降压，可静脉使用短效药物，并严密观察血压变化，每隔 5~15 分钟进行一次血压监测。

D. 亚低温治疗：能够降低脑组织耗氧量和代谢率。应尽早开始亚低温治疗，根据病情应用 1~7 天，温度多选择在 26~35 ℃。

②手术治疗：极早期开颅术可能使再出血的风险加大。小脑出血直径>3 cm 者,如神经功能继续恶化、脑干受压、脑室梗阻引起脑积水，应尽快手术清除血肿。脑叶血肿距离脑表面 1 cm 内且出血体积大于 30 mL 者，可以考虑用标准开颅术清除幕上脑出血。对于 72 小时内的中量、较大量基底节脑出血可以考虑微创血肿粉碎清除术。

（3）蛛网膜下隙出血

①一般处理及对症治疗

A. 保持生命体征稳定：密切监测生命体征和神经系统体征的变化；保持气道通畅，维持稳定的呼吸、循环系统功能。

B. 降低颅内压：甘露醇、呋塞米、甘油果糖或甘油氯化钠，也可以酌情选用白蛋白。若伴发的脑内血肿体积较大时，应尽早手术清除血肿。

C. 纠正水、电解质平衡紊乱。

D. 对症治疗：烦躁者予镇静药，头痛予镇痛药，注意慎用阿司匹林等可能影响凝血功能的非甾体类消炎镇痛药物或吗啡、哌替啶等可能影响呼吸功能的药物。痫性发作时可以短期采用抗癫痫药物如地西泮、卡马西平或者丙戊酸钠。

E. 加强护理：就地诊治，卧床休息，减少探视，避免声光刺激。给予高纤维、高能量饮食，保持尿便通畅。意识障碍者可予鼻胃管，小心鼻饲，慎防窒息和吸入性肺炎。尿潴留者留置导尿，注意预防尿路感染。勤翻身、肢体被动活动、气垫床等措施预防压疮、肺不张和深静脉血栓形成等并发症。如果 DSA 检查证实不是颅内动脉瘤引起的，或者颅内动脉瘤已行手术夹闭或介入栓塞术，没有再出血危险的可以适当缩短卧床时间。

②防治再出血

A. 安静休息：绝对卧床 4~6 周，镇静、镇痛，避免用力和情绪刺激。

B. 调控血压：去除疼痛等诱因后，如果平均动脉压>125 mmHg 或收缩压>180 mmHg,可在血压监测下使用短效降压药物使血压下降，保持血压稳定在正常或者起病前水平。可选用钙离子通道阻滞药、β 受体阻滞药或 ACEI 类等。

C. 抗纤溶药物：为了防止动脉瘤周围的血块溶解引起再度出血，可用抗纤维蛋白溶解剂，以抑制纤维蛋白溶解原的形成。

D. 外科手术：动脉瘤性蛛网膜下隙出血、Hunt 和 Hess 分级≤Ⅲ级时，多早期行手术夹闭动脉瘤或者介入栓塞。

六、预后

脑卒中预后与梗死或出血的位置、范围相关，梗死面积大、出血量多或病变为脑干部位多预后不良。针灸治疗脑卒中疗效显著，尤其对于神经功能的康复如肢体运动、语言、吞咽功能等有显著的治疗作用，能够明显提高患者的生存质量。

七、预防和调护

本病应重在预防，禁烟限酒，低盐、低脂、低糖饮食，适量运动，控制血压、血脂、血糖，预防脑卒中的发生。脑卒中患者应注意保证呼吸道通畅、防止压疮，进行功能锻炼。

第二节　面瘫

以突然发生一侧口眼歪斜、额纹消失、闭目露睛、鼓腮示齿、漱口漏水为主要临床特征的病症。与中医“卒口僻”“口眼歪斜”等相关。相当于西医学的“周围性面神经麻痹”。

一、史书记载

首见于《灵枢·经筋》:“足阳明之筋，起于中三指，结于跗上，邪外上加于辅骨，上结于膝外廉，直上结于髀枢，上循胁属脊；其直者，上循骭，结于膝；其支者，结于外辅骨，合少阳；其直者，上循伏兔，上结于髀，聚于阴器，上腹而布，至缺盆而结，上颈，上夹口，合于頄，下结于鼻，上合于太阳。太阳为目上网，阳明为目下网；其支者，从颊结于耳前。其病足中指支胫转筋，脚跳坚，伏兔转筋，髀前踵，㿗疝，腹筋急，引缺盆及颊，卒口僻；急者，目不合；热则筋纵，目不开。”《针灸甲乙经》：“口僻不正，失欠脱颔，口噤不开，翳风主之。”《铜人腧穴针灸图经》：“客主人，治偏风口㖞斜。”《玉龙歌》：“口眼㖞斜最可嗟，地仓妙穴连颊车。”由此可见古人把面瘫纳入经筋病范畴并施以针灸治之。

二、病因病机

正气不足，络脉空虚，外邪乘虚侵入面部，痹阻经气，尤其是阳经经筋，使面部经筋失于濡养，肌肉纵缓不收所致。病位在面部，与阳明、太阳经筋相关。

三、临床表现及诊断

1. 临床表现　主症：面瘫一般起病较急，部分患者可起病即达高峰，当患者感到面部不适时，已经口眼㖞斜。常见同侧额纹消失、闭目露睛、鼻唇沟变浅、鼓腮漏气、口角下垂，50%患者出现同侧耳后乳突部疼痛，伴有眼泪增多或眼睑干涩，若病程久之不愈，面部肌肉出现挛缩，口角反牵向患侧，形成“倒错”现象。当用力闭眼时眼球向上外方转动，暴露出白色巩膜，称为Bell征。

因面神经病变部位不同，可伴随不同症状。

（1）面神经核受损：除表现周围性面神经麻痹外，常伴有展神经麻痹，对侧锥体束征，病变在脑桥。常见于脑干肿瘤及血管病。

（2）面神经管内受损：周围性面神经麻痹伴有舌前2/3味觉障碍及唾液腺分泌障碍，为面神经管内鼓索神经受累；如还伴有听觉过敏，则病变多在镫骨神经以上。

（3）膝状神经节受损：周围面神经麻痹伴有同侧乳突部疼痛和外耳道及耳郭痛觉减退、外耳道及鼓膜出现疱疹，可伴有舌前2/3味觉障碍及泪腺、唾液腺分泌障碍（亨特综合征）。

（4）岩浅大神经受损：周围面神经麻痹，伴有病侧出现泪液分泌减少，及面部出汗障碍。

（5）茎乳孔以外病变：只表现周围性面神经麻痹。

2. 诊断要点

（1）突发一侧完全或部分性周围性面瘫。

（2）排除中枢神经系统疾病的症状与体征。

（3）排除耳及耳后颅窝疾病与体征。

（4）肌电图检查：失神经电位如正相、纤颤电位出现，运动单元电位时限、波幅异常等。

3. 鉴别诊断　周围神经面瘫需与中枢性面瘫鉴别（表 7–1）。

表 7–1　周围性面瘫与中枢性面瘫鉴别

鉴别诊断	中枢性面瘫	周围性面瘫
神经元	上运动神经元（皮质延髓束）	下运动神经元
病灶	对侧	同侧
面瘫范围	眼裂以下面肌瘫	全面肌瘫
味觉	正常	可有障碍
伴发症状	常有，如偏瘫	不一定
电变性反应	无	有

双侧面神经核上病变面上部表情肌亦瘫痪，且为双侧。双侧周围性面神经麻痹临床少见，往往是某一种或多种全身疾病的表现，如自身免疫性疾病（如吉兰–巴雷综合征）、感染性疾病、肿瘤、外伤、先天性疾病等，需积极寻找原发病。

四、辨证要点

1. 辨经筋（络）　《灵枢 · 经筋》有曰“足太阳经筋为‘目上冈’，足阳明经筋为‘目下冈’”，故眼睑闭合不全为经筋功能失调。口颊部主要为手太阳、手足阳明所主，故口㖞为以上 3 条经筋功能失调。

2. 辨虚实　发病前有面部受风或着凉史，舌淡苔白脉浮紧为风寒；发病前有外感风热或上焦湿毒（疱疹），舌红苔黄厚腻脉浮为风热；在恢复期或病程较长患者，可兼见肢体困倦无力、面色淡白、头晕等为气血不足。

五、治疗

1. 针灸治疗

（1）毫针

①治疗原则：活血通络，疏调经筋。

②主方一，阳白、四白、颧髎、地仓透颊车、太阳透地仓、阳白四透（阳白透头维、阳白透上星、阳白透攒竹、阳白透丝竹空）、翳风、合谷。主方二，阳明经筋排刺。

③刺灸方法：颧髎、翳风常规操作进针；阳白向下平刺 0.2~0.5 寸透鱼腰；3 寸毫针平刺自地仓穴透向颊车、自太阳穴透向地仓；四白斜刺 0.8~1 寸；阳白四透以四针分别透向四穴，平刺 0.5~1 寸；合谷取健侧。以上腧穴行捻转平补平泻手法。经筋排刺即按照足阳明经筋循行路线，每隔 1 cm 1 针，排列成两排（8~10 针）。针刺深度 0.1~0.3 寸，可取 2 或 3 主穴艾条温和灸或隔姜灸。

④配穴：抬眉困难加攒竹、鱼腰；鼻唇沟变浅加迎香；人中沟歪斜加人中；颏唇沟歪斜加承浆。

（2）刺络拔罐：用三棱针点刺阳白、巨髎、颊车、地仓，然后拔罐，每穴令出血 2~3 mL。每次取 2 穴为 1 组，每周 2~3 次。

2. 中药治疗　以牵正散为主方，加败酱草以清热解毒，生地黄以凉血活血，茯苓皮以利水消肿，丝瓜络以通经络。

3. 西医治疗

（1）肾上腺皮质激素：急性期 1~10 天，口服泼尼松（强的松），成年人 30~50 mg/d，连续服用5~10 天后逐渐减量，老年人、糖尿病、消化道溃疡者慎重。

（2）神经营养药，如维生素 B_1、维生素 B_{12}等。

（3）外科手术减压：对非手术治疗无效者可考虑。

六、预后

本病预后良好。肌电图对判断预后有帮助。发病后 2 周内肌电图无变性反应，可完全恢复；呈部分变性反应3~6个月可恢复。发病后2个月完全性变性反应者，恢复期在1年以上；发病半年仍呈完全性变性反应者，极可能无法完全恢复。针灸是治疗面瘫安全、有效的首选治疗方法。

七、预防和调护

1. 面部　避风寒；温热毛巾面部热敷，以改善血液循环；指导患者按摩面部，顺肌肉纹理走向按摩患侧，用力适度、缓慢，按摩至面部有微热感为宜。练习做皱额、闭眼、吹口哨、露齿等运动，2或3次/天。

2. 眼部　注意眼角膜及结膜的保护。睡眠时可带眼罩，避免过多使用电脑、手机等刺激，外出佩戴墨镜。必要时可配合使用抗生素眼药水或眼膏。防止因尘埃侵袭引起眼睑周围炎。

3. 情志　面瘫患者常因口眼歪斜而羞于见人，多数患者有焦虑、抑郁等情绪变化。缓解患者紧张的心理，使其稳定情绪，积极配合治疗。

第三节　面肌痉挛

面肌痉挛是以阵发性、不规则的一侧面部肌肉不自主抽搐为特点的病症。原发性面肌痉挛多在中年后发生，常见于女性。呈阵发性且不规则，轻重程度不等，可因劳累、精神紧张及饮酒而加重。起病多从眼轮匝肌开始，然后涉及整个面部。属于中医学的“面风”“筋惕肉”等范畴。本病以神经炎症、神经血管压迫等神经损伤为主要原因，但确切的机制尚不清楚。其诱发因素有膝状神经节受到病理性刺激、精神紧张、疲劳、面部随意运动、用眼过度等。本节重点讨论原发性面肌痉挛。

一、史书记载

面肌痉挛属于中医学的“筋惕肉”“胞轮振跳”“痉证”“筋急”“风证”等范畴。筋惕肉，形容体表筋肉不自主地惕然瘛动。《伤寒论·太阳病脉证并治》记载：“太阳中风，脉浮紧，发热恶寒，身疼痛，不汗出而烦躁者，大青龙汤主之。若脉微弱，汗出恶风者，不可服之。服之则厥逆，筋惕肉瞤，此为逆也。动气在左，不可发汗，发汗则头眩，汗不止，筋惕肉瞤。”成无已认为此证“必待发汗过多亡阳，则有之矣……发汗过多，津液枯少，阳气太虚，筋肉失养，故惕惕然而跳，瞤瞤然而动也”。

二、病因病机

经脉壅遏使气血运行失调，筋脉拘急而抽搐；或阳虚血少，筋脉失养可导致虚风内动而抽搐。

三、临床表现及诊断

1. 临床表现

（1）年龄：在中年以后起病，女性居多。

（2）主症：多以眼轮匝肌间歇性抽搐开始，逐渐扩散至面部其他面神经所支配的肌群，痉挛程度轻重不等。呈间歇性发作。每次持续数小时或数天，不能自行控制，入睡即止。少数患者伴有面部轻度疼痛，个别病例伴有头痛、耳鸣。后期可出现痉挛侧肌无力、肌萎缩，有的甚至瘫痪。

（3）诱发因素：可因疲倦、精神压力、高度紧张而加重。

2. 辅助检查　肌电图可见 150～400 次/秒的高频脉冲发放；同侧不同面肌的脉冲同步放电。

临床表现和辅助检查可确诊。

四、辨证要点

辨经筋：依据面肌痉挛的部位不同，辨其为手足阳明或手太阳经筋所主。

五、治疗

1. 针灸治疗

（1）毫针

①治疗原则：镇心安神，疏解经筋。

②主方：以督脉、手厥阴心包经、手阳明胃经经穴为主。内关、人中、攒竹、太阳、颧髎、合谷。

③刺灸方法：内关捻转补法，人中雀啄泻法，余穴浅刺，患侧不做手法或手法轻。

④配穴：眼周痉挛明显者，加四白；口角周围痉挛明显者，加地仓、大迎，均施以轻手法浅刺；风寒阻络者，加风池；风热袭络者，加曲池、内庭；虚风内动者，加太溪、三阴交；痉挛显著者，可加健侧面部相应腧穴，捻转泻法。

（2）耳针：取神门、眼、面颊，用王不留子贴压并按揉 3 或 4 次/天，24 小时更换耳贴。

2. 中药治疗　根据面肌痉挛的程度，以疏经通络止痉为主的中药随证加减。

3. 西医治疗

（1）药物治疗：首选卡马西平或者巴氯芬（力奥来素）。此外可使用镇静、安神、抗癫痫药物，如苯妥英钠、苯巴比妥（鲁米那）、地西泮（安定）等。

（2）注射治疗：采用小剂量肉毒素 A 注射在痉挛的面肌部位，可取多点注射。

六、预后

本病多为慢性进展疾病，若未治疗，后期部分病例患侧面部不同程度瘫痪。针灸治疗原发性面肌痉挛效果显著。

七、预防和调护

避风寒，忌饮酒过量、疲劳过度，保证充足睡眠，保持情绪平和等有助于预防本病发生和复发。

参考文献

[1] 杨长森．针灸治疗学［M］．上海：上海科学技术出版社，2018.

[2] 郑魁山．郑氏针灸全集［M］．2版．北京：人民卫生出版社，2017.

[3] 林忆平，姜云武，赵荣．针灸学［M］．北京：科学出版社，2018.

[4] 沈王明．针灸治疗急痛症验案三则［J］．浙江中医杂志，2015(3)：207.

[5] 张奇文．中国灸法［M］．北京：中国中医药出版社，2016.

[6] 石学敏，刘德培．中华医学百科全书：针灸学［M］．北京：中国协和医科大学出版社，2017.

[7] 关玲，杜金龙，于洋，等．结构针灸研究丛书：结构针灸刺法经验［M］．北京：人民卫生出版社，2017.

[8] 王锦，虞伟．针灸推拿治疗腰椎间盘突出症的临床效果观察［J］．光明中医，2016，31(7)：995-996.

[9] 谢长才．肥胖内分泌疾病针灸治疗［M］．北京：人民卫生出版社，2016.

[10] 王富春．针灸救急［M］．北京：人民卫生出版社，2014.

[11] 杜元灏，董勤．针灸治疗学［M］．北京：人民卫生出版社，2016.

[12] 何树槐．筋骨疼痛的针灸治疗［M］．北京：人民卫生出版社，2013.

[13] 郭长青，刘乃刚，胡波．针灸穴位图解［M］．2版．北京：人民卫生出版社，2013.

[14] 石学敏．石学敏针灸全集［M］．2版．北京：科学出版社，2016.

[15] 吴红晓. 针灸治疗原发性痛经临床疗效观察 [J]. 光明中医, 2016, 31 (9): 1295-1296.

[16] 王民集, 朱江, 杨永清. 中国针灸全书 [M]. 郑州: 河南科学技术出版社, 2012.

[17] 钮雪松. 北京针灸名家丛书: 金针大师: 王乐亭 [M]. 北京: 中国中医药出版社, 2012.

[18] 许能贵, 符文彬. 临床针灸学 [M]. 北京: 科学出版社, 2016.

[19] 承淡安. 中国针灸学讲义 [M]. 上海: 上海科学技术出版社, 2016.

[20] 梁繁荣, 王华. 针灸学 [M]. 北京: 中国中医药出版社, 2016.